中医临床必读丛书 重刊

医林改错

清·王清任 撰

李天德 张学文 整理

人民卫生出版社
·北京·

U0284361

图书在版编目（CIP）数据

医林改错 /（清）王清任撰；李天德，张学文整理
. —北京：人民卫生出版社，2023.3
（中医临床必读丛书重刊）
ISBN 978-7-117-34592-7

Ⅰ.①医…　Ⅱ.①王…②李…③张…　Ⅲ.①《医林
改错》　Ⅳ.①R223.1

中国国家版本馆 CIP 数据核字（2023）第 041262 号

人卫智网	**www.ipmph.com**	医学教育、学术、考试、健康， 购书智慧智能综合服务平台
人卫官网	**www.pmph.com**	人卫官方资讯发布平台

中医临床必读丛书重刊
医林改错
Zhongyi Linchuang Bidu Congshu Chongkan
Yilin Gaicuo

撰　　者：	清·王清任
整　　理：	李天德　张学文
出版发行：	人民卫生出版社（中继线 010-59780011）
地　　址：	北京市朝阳区潘家园南里 19 号
邮　　编：	100021
E - mail：	pmph @ pmph.com
购书热线：	010-59787592　010-59787584　010-65264830
印　　刷：	中农印务有限公司
经　　销：	新华书店
开　　本：	889×1194　1/32　　印张：3.75
字　　数：	58 千字
版　　次：	2023 年 3 月第 1 版
印　　次：	2023 年 5 月第 1 次印刷
标准书号：	ISBN 978-7-117-34592-7
定　　价：	20.00 元

打击盗版举报电话：**010-59787491**	**E-mail：WQ @ pmph.com**
质量问题联系电话：**010-59787234**	**E-mail：zhiliang @ pmph.com**
数字融合服务电话：**4001118166**	**E-mail：zengzhi @ pmph.com**

重刊说明

　　中医药学是中华民族的伟大创造，是中国古代科学的瑰宝，也是打开中华文明宝库的钥匙，为中华民族繁衍生息做出了巨大贡献，对世界文明进步产生了积极影响。中华五千年灿烂文化，"伏羲制九针""神农尝百草"，中医经典著作作为中医学的重要组成部分，是中医药文化之源、理论之基、临床之本。为了把这些宝贵的财富继承好、发展好、利用好，人民卫生出版社于 2005 年推出了《中医临床必读丛书》（简称《丛书》）（105 种），随后于 2017 年推出了《中医临床必读丛书》（典藏版）（30 种），丛书出版后深受读者欢迎，累计印制近 900 万册，成为了中医药从业人员和爱好者的必读经典。

　　毋庸置疑，中医古籍不仅是中医理论的基础，更是中医临床坚强的基石，提高临床疗效的捷径。每一位中医从业者，无不是从中医经典学起的。"读经典、悟原理、做临床、跟名师、成大家"是中医成才的必要路径。为了贯彻落实党的二十大报告指出的促进中医药传承创新发展和《关于推进新时代古籍工作的意见》要求，传承中医典籍精华，同时针对后疫情时代中医药在护佑人民健康方面的重要性以及大众对于中医经典的重视，我们因时因势调整和完善中医古籍出版工作，因此，在传承《丛书》原貌的基础上，对105种图书进行了改版，推出《中医临床必读丛书重刊》（简称《重刊》）。为了便于读者阅读，本版尽量保留原版风格，并采用双色印刷，将"养生类著作"单列，对每部图书的导读和相关文字进行了更新和勘误；同时邀请张伯礼院士和王琦院士为《重刊》作序，具体特点如下：

1. 精选底本，校勘严谨　每种古籍均由各科专家遴选精善底本，加以严谨校勘，为读者提供精准的原文。在内容上，考虑中医临床人员的学习需要，一改过去加校记、注释、语译等方式，原则上只收原文，不作校记和注释，类似古籍的白文本。对于原文中俗体字、异体字、避讳字、古今字予以径改，不作校注，旨在使读者在研习之中渐得旨趣，体悟真谛。

2. 导读要览，入门捷径　为了便于读者学习和理解，每本书前撰写了导读，介绍作者生平、成书背景、学术特点，重点介绍该书的主要内容、学习方法和临证思维方法，以及对临床的指导意义，对书的内容提要钩玄，方便读者抓住重点，提升学习和临证效果。

3. 名家整理，打造精品　《丛书》整理者如余瀛鳌、钱超尘、郑金生、田代华、郭君双、苏礼等大部分专家都参加了我社20世纪80年代中医古籍整理工作，他们拥有珍贵而翔实的版本资料，具备较高的中医古籍文献整理水平与丰富的临床经验，是我国现当代中医古籍文献整理的杰出代表，加之《丛书》在读者心目中的品牌形象和认可度，相信《重刊》一定能够历久弥新，长盛不衰，为新时代我国中医药事业的传承创新发展做出更大的贡献。

主要分类和具体书目如下：

 经典著作

《黄帝内经素问》 《金匮要略》

《灵枢经》 《温病条辨》

《伤寒论》 《温热经纬》

 诊断类著作

《脉经》 《濒湖脉学》

《诊家枢要》

③ 通用著作

《中藏经》 《三因极一病证方论》

《伤寒总病论》 《素问病机气宜保命集》

《素问玄机原病式》 《内外伤辨惑论》

《儒门事亲》 《石室秘录》

《脾胃论》 《医学源流论》

《兰室秘藏》 《血证论》

《格致余论》 《名医类案》

《丹溪心法》 《兰台轨范》

《景岳全书》 《杂病源流犀烛》

《医贯》 《古今医案按》

《理虚元鉴》 《笔花医镜》

《明医杂著》 《类证治裁》

《万病回春》 《医林改错》

《慎柔五书》 《医学衷中参西录》

《内经知要》 《丁甘仁医案》

《医宗金鉴》

 4 各科著作

(1) 内科

《金匮钩玄》 《张氏医通》

《秘传证治要诀及类方》 《张聿青医案》

《医宗必读》 《临证指南医案》

《医学心悟》 《症因脉治》

《证治汇补》 《医学入门》

《医门法律》 《先醒斋医学广笔记》

《温疫论》　　　　　《串雅内外编》

《温热论》　　　　　《医醇賸义》

《湿热论》　　　　　《时病论》

(2) 外科

《外科精义》　　　　《外科证治全生集》

《外科发挥》　　　　《疡科心得集》

《外科正宗》

(3) 妇科

《经效产宝》　　　　《傅青主女科》

《女科辑要》　　　　《竹林寺女科秘传》

《妇人大全良方》　　《济阴纲目》

《女科经纶》

(4) 儿科

《小儿药证直诀》　　《幼科发挥》

《活幼心书》　　　　《幼幼集成》

(5) 眼科

《秘传眼科龙木论》　《眼科金镜》

《审视瑶函》　　　　《目经大成》

《银海精微》

(6) 耳鼻喉科

《重楼玉钥》　　　　《喉科秘诀》

《口齿类要》

（7）针灸科

《针灸甲乙经》　　　　《针灸大成》

《针灸资生经》　　　　《针灸聚英》

《针经摘英集》

（8）骨伤科

《永类钤方》　　　　　《世医得效方》

《仙授理伤续断秘方》　《伤科汇纂》

《正体类要》　　　　　《厘正按摩要术》

❺　养生类著作

《寿亲养老新书》　　　《老老恒言》

《遵生八笺》

❻　方药类著作

《太平惠民和剂局方》　《得配本草》

《医方考》　　　　　　《成方切用》

《本草原始》　　　　　《时方妙用》

《医方集解》　　　　　《验方新编》

《本草备要》

人民卫生出版社

2023 年 2 月

序　一

党的二十大报告提出,把马克思主义与中华优秀传统文化相结合。中医药学是中国古代科学的瑰宝,也是打开中华文明宝库的钥匙。当前,中医药发展迎来了天时、地利、人和的大好时机。特别是近十年来,党中央、国务院密集出台了一系列方针政策,大力推动中医药传承创新发展,其重视程度之高、涉及领域之广、支持力度之大,都是前所未有的。"识势者智,驭势者赢",中医药人要乘势而为,紧紧把握住历史的机遇,承担起时代的责任,增强文化自信,勇攀医学高峰,推动中医药传承创新发展。而其中人才培养是当务之急,不可等闲视之。

作为中医药人才成长的必要路径,中医经典著作的重要性毋庸置疑。历代名医先贤,无不熟谙经典,并通过临床实践续先贤之学,创立弘扬新说;发皇古义,融会新知,提高临床诊治水平,推动中医药学术学科进步,造福于黎庶。孙思邈指出:"凡欲为大医,必须谙《素问》《甲乙》《黄帝针经》……"李东垣发《黄帝内经》胃气学说之端绪,提出"内伤脾胃,百病由生"的观点,一部《脾胃论》成为内外伤病证辨证之圭臬。经典者,路志正国医大师认为:原为"举一纲而万目张,解一卷而众篇明"之作,经典之所以奉为经典,一是经过长时间的临床实践检验,具有明确的临床指导作用和理论价值;二是后代医家在学术流变中,不断诠释、完善并丰富了其内涵与外延,使其与时俱进,丰富和发展了理论。

如何研习经典,南宋大儒朱熹有经验可以借鉴:为学之道,莫先于穷理;穷理之要,必在于读书;读书之法,莫贵于循序而致精;而致精之本,则又在于居敬而持志。读朱子治学之典,他的《观书有感》诗歌可为证:"半亩方塘一鉴开,天光云影共徘徊。问渠那得清如许? 为有源头活水来。"可诠释读书三态:一是研读经典关键是要穷究其理,理在书中,文字易懂但究理需结合临床实践去理解、去觉悟;更要在实践中去应用,逐步达到融汇贯通,圆机活法,亦源头活水之谓也。二是研读经典当持之以恒,循序渐进,读到豁然以明的时候,才能体会到脑洞明澄,如清澈见底的一塘活水,辨病识证,仿佛天光云影,尽映眼前的境界。三是研读经典者还需有扶疾治病、济世救人之大医精诚的精神;更重要的是,读经典还需怀着敬畏之心去研读赏析,信之用之日久方可发扬之;有糟粕可弃用,但须慎之。

在这次新型冠状病毒感染疫情的防治中,疫病相关的中医经典发挥了重要作用,2020年疫情初期我们通过流调和分析,明确了新型冠状病毒感染是以湿毒内蕴为核心病机、兼夹发病为临床特点的认识,有力指导了对疫情的防治。中医药早期介入,全程参与,有效控制转重率,对重症患者采取中西医结合救治,降低了病死率,提高了治愈率。所筛选出的"三药三方"也是出自古代经典。在中医药整建制接管的江夏方舱医院中,更是交出了564名患者零转重、零复阳,医护零感染的出色答卷。中西医结合、中西药并用成为中国抗疫方案的亮点,是中医药守正创新的一次生动实践,也为世界抗疫贡献了东方智慧,受到世界卫生组织(WHO)专家组的高度评价。

经典中蕴藏着丰富的原创思路,给人以启迪。青蒿素的发明即是深入研习古典医籍受到启迪并取得成果的例证。进入新时代,国家药品监督管理部门所制定的按古代经典名方目录管理的中药复方制剂,基于人用经验的中药复方制剂新药研发等相关政策和指导原则,也助推许多中医药科研人员开始从古典医籍中寻找灵感与思路,研发新方新药。不仅如此,还有学者从古籍中梳理中医流派的传承与教育脉络,以传统的人才培养方法与模式为现代中医药教育提供新的借鉴……可见中医药古籍中的内容对当代中医药科研、临床与教育均具有指导作用，应该受到重视与研习。

我们欣慰地看到，人民卫生出版社在20世纪50年代便开始了中医古籍整理出版工作，先后经过了影印、白文版、古籍校点等阶段，经过近70年的积淀，为中医药教材、专著建设做了大量基础性工作；并通过古籍整理，培养了一大批中医古籍整理名家和专业人才，形成了"品牌权威、名家云集""版本精良、校勘精准""读者认可、历久弥新"等鲜明特点，赢得了广大读者和行业内人士的普遍认可和高度评价。2005年，为落实国家中医药管理局设立的培育名医的研修项目，精选了105种中医经典古籍分为三批刊行，出版以来，重印近千万册，广受读者欢迎和喜爱。"读经典、做临床、育悟性、成明医"在中医药行业内蔚然成风，可以说这套丛书为中医临床人才培养发挥了重要作用。此次人民卫生出版社在《中医临床必读丛书》的基础上进行重刊，是践行中共中央办公厅、国务院办公厅《关于推进新时代古籍工作的意见》和全国中医药人才工作会议精神，以实际行动加强中医古籍出版工作，注重古籍资源转化利用，促进中医药传承创新发展的重要举措。

经典之书,常读常新,以文载道,以文化人。中医经典与中华文化血脉相通,是中医的根基和灵魂。"欲穷千里目,更上一层楼",经典就是学术进步的阶梯。希望广大中医药工作者乃至青年学生,都要增强文化自觉和文化自信,传承经典,用好经典,发扬经典。

有感于斯,是为序。

中国工程院院士　国医大师

天津中医药大学　名誉校长　张伯礼

中国中医科学院　名誉院长

2023 年 3 月于天津静海团泊湖畔

序　二

中医药典籍浩如烟海,自先秦两汉以来的四大经典《黄帝内经》《难经》《神农本草经》《伤寒杂病论》,到隋唐时期的著名医著《诸病源候论》《备急千金要方》,宋代的《经史证类备急本草》《圣济总录》,金元时期四大医家刘完素、张从正、李东垣和朱丹溪的著作《素问玄机原病式》《儒门事亲》《脾胃论》《丹溪心法》等,到明清之际的《本草纲目》《医门法律》等,中医古籍是我国中医药知识赖以保存、记录、交流和传播的根基和载体,是中华民族认识疾病、诊疗疾病的经验总结,是中医药宝库的精华。

中华人民共和国成立以来,在中医药、中西医结合临床和理论研究中所取得的成果,与中医古籍研究有着密不可分的关系。例如中西医结合治疗急腹症,是从《金匮要略》大黄牡丹汤治疗肠痈等文献中得到启示;小夹板固定治疗骨折的思路,也是根据《仙授理伤续断秘方》等医籍治疗骨折强调动静结合的论述所取得的;活血化瘀方药治疗冠心病、脑血管意外和闭塞性脉管炎等疾病的疗效,是借鉴《医林改错》等古代有关文献而加以提高的；尤其是举世瞩目的抗疟新药青蒿素，是基于《肘后备急方》治疟单方研制而成的。

党的二十大报告提出，深入实施科教兴国战略、人才强国战略。人才是全面建设社会主义现代化国家的重要支撑。培养人才，教育要先行，具体到中医药人才的培养方面，在院校教育和师承教育取得成就的基础上，我还提出了书院教育的模式，得到了国家中医药管理局和各界学者的高度认可。王琦书院拥有 115 位两院院士、国医大师的强大师资阵容，学员有岐黄学者、全国名中医和来自海外的中医药优秀人才代表。希望能够在中医药人才培养模式和路径方面进行探索、创新。

那么，对于个人来讲，我们怎样才能利用好这些古籍，来提升自己的临床水平？我以为应始于约，近于博，博而通，归于约。中医古籍博大精深，绝非只学个别经典即能窥其门径，须长期钻研体悟和实践，精于勤思明辨、临床辨证，善于总结经验教训，才能求得食而化，博而通，通则返约，始能提高疗效。今由人民卫生出版社对《中医临床必读丛书》(105 种)进行重刊，我认为是件非常有意义的事，《重刊》校勘严谨，每本书都配有导读要览，同时均为名家整理，堪称精品,是在继承的基础上进行的创新,这无疑对提高临床疗效、推动中医药事业的继承与发展具有积极的促进作用,因此,我们也会将《重刊》列为书院教学尤其是临床型专家成长的必读书目。

韶光易逝,岁月如流,但是中医人探索求知的欲望是亘古不变的。我相信,《重刊》必将对新时代中医药人才培养和中医学术发展起到很好的推动作用。为此欣慰之至,乐为之序。

中国工程院院士　国医大师　王琦

2023 年 3 月于北京

原　序

　　中医药学是具有中国特色的生命科学，是科学与人文融合得比较好的学科，在人才培养方面，只要遵循中医药学自身发展的规律，把中医理论知识的深厚积淀与临床经验的活用有机地结合起来，就能培养出优秀的中医临床人才。

　　百余年西学东渐，再加上当今市场经济价值取向的影响，使得一些中医师诊治疾病常以西药打头阵，中药作陪衬，不论病情是否需要，一概是中药加西药。更有甚者不切脉、不辨证，凡遇炎症均以解毒消炎处理，如此失去了中医理论对诊疗实践的指导，则不可能培养出合格的中医临床人才。对此，中医学界许多有识之士颇感忧虑而痛心疾首。中医中药人才的培养，从国家社会的需求出发，应该在多种模式、多个层面展开。当务之急是创造良好的育人环境。要倡导求真求异、学术民主的学风。国家中医药管理局设立了培育名医的研修项目，第一是参师襄诊，拜名师并制订好读书计划，因人因材施教，务求实效。论其共性，则需重视"悟性"的提高，医理与易理相通，重视易经相关理论的学习；还有文献学、逻辑学、生命科学原理与生物信息学等知识的学习运用。"悟性"主要体现在联系临床，提高思辨能力，破解疑难病例，获取疗效。再者是熟读一本临证案头书，研修项目精选的书目可以任选，作为读经典医籍研修晋级保底的基本功。第二是诊疗环境，我建议城市与乡村、医院与诊所、病房与门诊可以兼顾，总以多临证、多研讨为主。若参师三五位以上，年诊千例以上，必有上乘学问。第三是求真务实，"读经典做临床"关键在"做"字上苦下功夫，敢于置疑而后验证、诠释，进而创新，诠证创新自然寓于继承之中。

中医治学当溯本求源，古为今用，继承是基础，创新是归宿，认真继承中医经典理论与临床诊疗经验，做到中医不能丢，进而才是中医现代化的实施。厚积薄发、厚今薄古为治学常理。所谓勤求古训、融会新知，即是运用科学的临床思维方法，将理论与实践紧密联系，以显著的疗效，诠释、求证前贤的理论，于继承之中求创新发展，从理论层面阐发古人前贤之未备，以推进中医学科的进步。

综观古往今来贤哲名医，均是熟谙经典、勤于临证、发皇古义、创立新说者。通常所言的"学术思想"应是高层次的成就，是锲而不舍长期坚持"读经典做临床"，并且，在取得若干鲜活的诊疗经验基础上，应是学术闪光点凝聚提炼出的精华。笔者以弘扬中医学学科的学术思想为己任，绝不敢言自己有什么学术思想，因为学术思想一定要具备创新思维与创新成果，当然是在以继承为基础上的创新；学术思想必有理论内涵指导临床实践，能提高防治水平；再者，学术思想不应是一病一证一法一方的诊治经验与心得体会。如金元大家刘完素著有《素问病机气宜保命集》，自述"法之与术，悉出《内经》之玄机"，于刻苦钻研运气学说之后，倡"六气皆从火化"，阐发火热症证脉治，创立脏腑六气病机、玄府气液理论。其学术思想至今仍能指导温热、瘟疫的防治。严重急性呼吸综合征（SARS）流行时，运用玄府气液理论分析证候病机，确立治则治法，遣药组方获取疗效，应对突发公共卫生事件，造福群众。毋庸置疑，刘完素是"读经典做临床"的楷模，而学习历史，凡成中医大家名师者基本如此，即使当今名医具有卓越学术思想者，亦无例外。因为经典医籍所提供的科学原理至今仍是维护健康、防治疾病的准则，至今仍葆其青春，因此"读经典做临床"具有重要的现实意义。

值得指出，培养临床中坚骨干人才，造就学科领军人物是当务之急。在需要强化"读经典做临床"的同时,以唯物主义史观学习易理易道易图,与文、史、哲、逻辑学交叉渗透融合,提高"悟性",指导诊疗工作。面对新世纪,东学西渐是另一股潮流,国外学者研究老聃、孔丘、朱熹、沈括之学,以应对技术高速发展与理论相对滞后的矛盾日趋突出的现状。譬如老聃是中国宇宙论的开拓者,惠施则注重宇宙中一般事物的观察。他解释宇宙为总包一切之"大一"与极微无内之"小一"构成,大而无外小而无内,大一寓有小一,小一中又涵有大一,两者相兼容而为用。如此见解不仅对中医学术研究具有指导作用,对宏观生物学与分子生物学的连接,纳入到系统复杂科学的领域至关重要。近日有学者撰文讨论自我感受的主观症状对医学的贡献和医师参照的意义;有学者从分子水平寻求直接调节整体功能的物质,而突破靶细胞的发病机制;有医生运用助阳化气、通利小便的方药同时改善胃肠症状,治疗幽门螺杆菌引起的胃炎;还有医生使用中成药治疗老年良性前列腺增生,运用非线性方法,优化观察指标,不把增生前列腺的直径作为唯一的"金"指标,用综合量表评价疗效而获得认许,这就是中医的思维,要坚定地走中国人自己的路。

　　人民卫生出版社为了落实国家中医药管理局设立的培育名医的研修项目,先从研修项目中精选20

种古典医籍予以出版，余下 50 余种陆续刊行，为我们学习提供了便利条件，只要我们"博学之，审问之，慎思之，明辨之，笃行之"，就会学有所得、学有所长、学有所进、学有所成。治经典之学要落脚临床，实实在在去"做"，切忌坐而论道，应端正学风，尊重参师，教学相长，使自己成为中医界骨干人才。名医不是自封的，需要同行认可，而社会认可更为重要。让我们互相勉励，为中国中医名医战略实施取得实效多做有益的工作。

王永炎

2005 年 7 月 5 日

导　读

清代王清任《医林改错》是临床实用的中医著作,该书虽非宏篇巨论,但因敢于问阙经典、阐发气血,不仅为后世医家所叹仰,更在民间广为流传,至今可见到70多个版本。该书图文并茂,立论新颖,深入浅出,通俗易懂,既适合于初学中医者,也是中医基础和临床研究者重要的参考书籍。

一、《医林改错》与作者

《医林改错》成书于道光庚寅年(1830),是王清任生前仅有的著作。自1830年京都隆福寺三槐堂书铺初刻到清朝覆灭的82年间,散见的版本多达40余种。至今,在国内可以见到的版本不少于70种,这还不包括流传于民间的手抄本。此外,还有英、法、日等多国译本,其英译本最早在英国的《博学会报》上刊载,并称王清任为"近代解剖学家"。由此可见,该书在当时影响之巨大。

《医林改错》全书分为上、下两卷。记载了王清任42年的医学心得和临证经验,同时也反映了王氏广涉医典、勇于创新的学术思想。全书载方 33 首,用药 87 味。其中的大多数方剂都有很好的疗效,至今仍为临床所常用。

作者王清任(1768—1831 年),字勋臣,又名全任,直隶(今河北省)玉田县鸦鸿桥河东村人。其先祖王凝机,是当地一大名医。王氏幼年时曾一边习武,一边学医,这也为他日后敢于解剖尸体奠定了基础。王氏 21 岁(1789)正式行医,先后在村里、北京开设"正中堂""知一堂",行医 42 年间,他严谨求实,精研医道。因感于古籍所论之脏腑形态、功能以及所绘图谱尚有不实不尽之处,他每于诊病之暇去刑场、义冢,观察解剖尸体,绘成亲见脏腑图形以更正古医书中脏腑之不尽翔实之处,并将他 42 年临证经验,尤其是对瘀血、气虚诸病的证治经验进行了总结而编成是书。书中收录的病症范围之广,可涉及内、外、妇、儿、五官、骨伤、传染病等领域,且多为提纲挈领之言。其所载 33 首方剂,多有效验,常为后世医家喜用和推崇。

二、主要学术特点及对临床的指导意义

1. 业医诊病,当先明脏腑

脏腑乃人体之根本,病因之于内,必形之于外,王清任对此感慨颇深。他说:"业医诊病,当先明脏腑。""著

书不明脏腑,岂不是痴人说梦;治病不明脏腑,何异于盲子夜行!"他通过大量的解剖观察和总结,在前人认识的基础上,对脏腑解剖的一些问题进行了有益的纠正和补充。如对于血管,他认识到左右颈总动脉、主动脉、肠系膜上下动脉、左右髂总动脉、左右肾动脉、左右锁骨下动脉、下腔静脉等的位置和形态。观察到肺为两叶,有气管、支气管、小支气管相连,肺下无透窍。纠正了前人关于肺有六叶、两耳、二十四孔的错误。古人认为肝脏左三叶右四叶,胆附于肝之短叶。王氏则明确指出,肝有四叶,大面向上,后连于脊,其位在胃之上,胆附于肝右第二叶。其他诸如胰脏、胰管、胆囊管、幽门括约肌、肠系膜等,多与现代解剖学基本符合。此外,王氏对膈膜位置和形状的描述,对脑功能、会厌、视神经以及怀胎说等的认识,虽然较为朴素、简陋,甚至掺杂了一些错误,但较之前人来说仍不失为一大进步。正如知非子作序所言:"先生是书,功莫大于图绘脏腑诸形……而使数千载之误,由先生而正之哉!"

2. 阐发气血理论,创立脑髓学说

对气血理论的发挥是王清任学术思想耀眼的闪光点。如他说:"治病之要诀,在明白气血,无论外感内伤……所伤者无非气血。""气有虚实……当与半身不遂门四十种气虚之症、小儿抽风门二十种气虚之症互相参考。血有亏瘀,血亏必有亏血之因……惟血府之血,瘀而不活,最难分别。"他认为"目视、耳听、头转、身摇、掌握、足步"等都是受"气"之所支配。"亏损元气,是其本源","气通血活,何患疾病不除"？王清任的以上观点,实际上是对《黄帝内经》"血实者宜决之,气虚者宜掣引之"理论的进一步发挥。

王清任所倡立的以"灵机记性不在心在脑"为核心的脑髓说,是对《黄帝内经》"心主神明"理论认识上的一次"扬弃"。他通过长期的观察,不仅总结出:耳之听、目之见、鼻之闻通归于脑的观点,而且,从小儿生长发育的过程中认识到脑主意识的功能。如他所言:"看小儿初生时,脑未全,囟门软,目不灵动,耳不知听,鼻不知闻,舌不言;至周岁,脑渐生……至三四岁,脑髓渐满,囟门长全,耳能听,目有灵动,鼻知香臭,言语成句。所以小儿记性者,脑髓未满;高年无记性者,脑髓渐空。"此外,王清任根据中风患者肢体和头面不遂的交叉现象,客观地指出"人左半身经络上头面,从右行;右半身经络上头面,从左行"。他的这一观点,与脑神经生理学的机制不谋而合,有着极强的实用价值,也为现代中医脑病学说的创立奠定了理论基础。

3. 理论联系实践,创立多首名方

通窍活血汤、补阳还五汤以及血府、膈下、少腹、身痛逐瘀汤等名方的创立,是王清任长期理论研究和临床不断总结的精华之所在。王氏理论尤重气血的观点在他所创的方剂中可见一斑。如具有活血逐瘀作用的通窍活血汤,以及血府、膈下、少腹、身痛、通经逐瘀汤等。其中,通窍活血汤现今已广泛用于中医脑病领域,且疗效卓著;血府逐瘀汤在治疗心血管疾病以及神经系统疾病中的疗效确切可靠。补阳还五汤开创了"益气活血"治疗中风的先河,对后世医家有着巨大的影响。此外,王氏还创立了多首方剂以及验方,大多都有着较好的疗效。有人对《医林改错》所载33方87味药进行了初步的统计,发现全书列举气虚证60多种,用黄芪的处方11首,最大用量达120g;87味药物中,活血化瘀药占1/3之多。可见,王氏不但理论上强调气血关系,临证实践中也是与理论认识密切结合。

以上,是我们现今看到的王清任对医学贡献的一个缩影。当然,王氏也存在一些认识上的错误或者说局限性,如将卫总管误认为是气管,从而未能发现其与心脏的密切关系,以至于错误地提出"心无血说"的观点。因此,一度有人认为《医林改错》是"越改越错"。但是,我们若能站在当时科技水平低下、人文观念保守等的背景来看待这一问题时,就不难发现王清任所取得的非凡成就是何等的不易!

三、如何学习应用《医林改错》

读《医林改错》这本书，不能只读书中的理论观点和治法方药，而是首先应该学习王清任师古不泥，从实践中寻求真知的精神。从《医林改错》所直接引用的 10 余部经典和 20 余部典籍的观点来分析，王清任对古籍中的一些疑问并不是他凭空臆断，刻意标新立异的举措，应该被客观地看成是他在博览群书后认识上的一种升华。是科学的、严谨的为医之道，值得我们现今的医务、科研工作者认真学习。

其次，要学习王清任善于在临证观察中发现问题和解决问题的方法。如他通过对小儿生长发育过程的观察，提出"脑髓说"，并详述痫症发作之始末予以分析和回答。对半身不遂病症的体会上，他说"惟半身不遂一症，古之著书者，虽有四百余家，于半身不遂立论者，仅止数人，数人中，并无一人说明病之本源。病不知源，立方安得无错？……凡遇是症，必细心研究，审气血之荣枯，辨经络之通滞……"；"若十分元气，亏二成剩八成，每半身仍有四成，则无病……如右半身二成半，归并于左，则右半身无气……无气则不能动，不能动，名曰半身不遂"。依次观点，王清任创立了"补阳还五汤"这一名方。

再者,认真领悟王清任最为擅长的活血化(逐)瘀的立法和组方思路。如活血化瘀治法与补气药、清热药、解毒药以及化痰祛痰等药物的配伍方法。书中明确指出"药味要紧,分两更要紧",如桃仁一药,王氏在多首方中应用,但用量多据他对瘀血轻重的判定而选投,轻仅 3g,重则达 25g。再如通窍活血汤中之黄酒,虽做药引之用,但断不可少。余在临证中体会到,尽可能选用上好之品,每日用量 30g,往往收效较好。

此外,对于王清任实事求是的医德医风也是我们应该学习的。如他运用膈下逐瘀汤治疗积聚一证时多次指出"此方可效,痊难愈","虽服不能愈,常可保病不加重"等。

由上可见,《医林改错》有着很强的实用性,是中医工作者深化自身认识水平和解决问题能力的一部很好的参考书。

由于编写的时间较为仓促,导读中对原书不尽其详之处,尚请读者见谅!

张学文

2005 年 3 月于古都咸阳

整理说明

《医林改错》是一部有临床实用价值的书,系清代王清任生前仅有的著作。王氏字勋臣,又名全任(1768—1831年),直隶(今河北省)玉田县鸦鸿桥河东村人。

《医林改错》成书于道光庚寅年(1830)。全书分为上、下两卷,记载了王氏的气血脏腑学说的立论,对古医籍中脏腑错误的纠正,以及杂证辨治,尤其是气虚血瘀的辨证论治,均从临床实际出发,不尚空谈。后世医家尊其理,执其方者,大多药到病除,效如桴鼓。

《医林改错》从1830年刻印以来,距今已有190余年,其流传较广,迄今不完全统计国内约有70余个版本,其中与原本有出入的版本,一是咸丰十年(1860)贾廷玉校本,内多收"蟾气论并治法"及"惊风论并治法"两篇;一是1956年重印曹炳章点校本,在目录中根据原本正文增补了少腹逐瘀汤及其以下各节的题目;一是1976年人民卫生出版社《医林改错注释》本。其余在道光己酉年及其后的版本(含上述三本)均是重刻原本内容。

这次校勘,我们从原著初刻之年(1830)算起,每隔 20~30 年选一重刻本作对照,观察原著有无脱漏散佚。经过比较,我们确定采用道光庚寅年(1830)京都隆福寺三槐堂书铺刊本为底本,因为此时王氏还健在京都,从"辨方效经错之源,论血化为汗之误"一文看,他可能参与了原书的校刻过程,文字错误也较少。主校本采用道光已酉年(1849)广东宏道堂本(简称宏道堂本)及金陵文英堂本(简称文英堂本),二者同于两地刻印,且距原著较近,所作之校正更为恰当。同时,采用咸丰十年贾廷玉校本(简称贾本)、光绪十七年常熟三峰寺本(简称三峰寺本)、1966 年上海科学技术出版社本、1976 年人民卫生出版社本为旁校本,进行整理工作。

一、将原文的繁体竖排,改为简体横排。

二、根据底本正文调整本书目录,并与诸本目录勘核,使其全面而无误,顺序井然,均不出校记。

三、对王氏所引古代医籍文献,文字与原著虽有出入,凡不悖文义、医理者,为保持本书原貌,均不校改;确系明显错误而必须改正者,方予校改,一般不出注。

四、王氏有关校改古医籍的立论、脏腑图形,不论正误,均保持原貌,不作校改。

五、底本中同音异形字,如蚤(早),觔(斤),以(已)等,按文义径改为规范简体字,不作校记。

六、底本与校本不同,确系底本错、讹、倒、衍者,均据校本更改删补;二者是非难别时,暂且存疑。

七、为了研究王氏医学学术思想,我们将咸丰十年贾本内多收的"螬气论并治法""惊风论并治法"两文,附录于本书之后,以供评阅。附文中有脱漏字,以虚阙号"▱"代之。

八、"医林改错叙"及"自叙"原在目录后,正文前,今依古籍惯例移于目录前。

由于我们对王氏原著的精神深入理解的尚不够,加之整理水平有限,文中或有差错不当之处,望读者朋友给予指正。

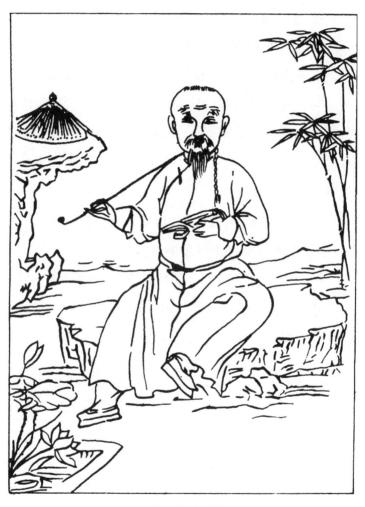

王清任先生画像

医林改错叙

　　余读勋臣先生《医林改错》一书，而叹天下事有人力为之者，有天意成之者。先生是书，功莫大于图绘脏腑诸形。其所以能绘诸形者，则由于亲见；其所以得亲见者，则由于稻地镇之一游也。此岂非天假之缘，而使数千载之误，由先生而正之哉！惟膈膜一事，留心三十年，未能查验的确，又得恒敬公确示一切，而后脏腑诸形得以照晰无疑，此非有天意玉成其间哉。至先生立方医疾，大抵皆以约治博，上卷著五十种血瘀之症，以三方[1]治之；下卷论半身不遂，以一方[2]治之，并审出未病以前四十种气虚之形症，非细心何能止此。论吐泻转筋，治分攻泻两途，方由试验中来。论小儿抽风非中风，以大补元气一方[3]治之，以不能言之儿，查出二十种气虚之形症，平素细心，不问可

---

[1] 三方　指通窍活血汤、血府逐瘀汤、膈下逐瘀汤。
[2] 一方　指补阳还五汤。
[3] 一方　指可保立苏汤。

知。论痘非胎毒，痘浆非血化，以六方[1]治古人不治之六十种逆痘，颇有效者。先生之书，大抵补前人之未及，而在气虚，血瘀之症为多，今特揭诸篇首。

知非子书

[1] 六方 指通经逐瘀汤、会厌逐瘀汤、止泻调中汤、保元化滞汤、助阳止痒汤、足卫和荣汤。

自　叙

　　余著《医林改错》一书，非治病全书，乃记脏腑之书也。其中当尚有不实不尽之处，后人倘遇机会，亲见脏腑，精查增补，抑又幸矣。记脏腑后，兼记数症，不过示人以规矩，令人知外感内伤，伤人何物，有余不足是何形状。至篇中文义多粗浅者，因业医者学问有浅深也，前后语句多复重者，恐心粗者前后不互证也。如半身不遂内有四十种气亏之症，小儿抽风门有二十种气亏之症，如遇杂症，必于六十种内互考参观，庶免谬误。望阅是书者，须详审焉。

玉田王清任书

目录

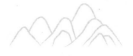

上 卷

医林改错脏腑记叙

古人曰：既不能为良相，愿为良医。以良医易而良相难。余曰：不然。治国良相，世代皆有；著书良医，无一全人。其所以无全人者，因前人创著医书，脏腑错误，后人遵行立论，病本先失；病本既失，纵有绣虎雕龙之笔，裁云补月之能，病情与脏腑绝不相符，此医道无全人之由来也。

夫业医诊病，当先明脏腑，尝阅古人脏腑论及所绘之图，立言处处自相矛盾。如古人论脾胃，脾属土，土主静而不宜动，脾动则不安。既云脾动不安，何得下文又言脾闻声则动，动则磨胃化食，脾不动则食不化？论脾之动静，其错误如是。其论肺，虚如蜂窠，下无透窍，吸之则满，呼之则虚。既云下无透窍，何得又云肺中有二十四孔，行列分布，以行诸脏之气？论肺之孔窍，其错误又如是。其论肾有两枚，即腰子，两肾为肾，中间动气为命门。既云中间动气为命门，何得又云左肾为肾，右肾为命门？两肾一体，如何两立其名，有何凭据？若以中间动气为命门，藏动气者又何物也？其论肾，错误又如是。其论肝，左右有两经，即血管，从两胁肋起，上贯头目，下由少腹环绕阴器，至足大趾而止。既云肝左右有两经，何得又云肝居于左，左胁属肝？论肝分左右，其错误又如是。其论心为君主之官，神明出焉，意藏于心，意是心之机，意之所专曰志，志之动变曰思，以思谋远曰虑，用虑处物曰智，五者皆藏于心。既藏于心，何得又云脾藏意智、肾主伎巧、肝主谋虑、胆主决断？据所论，处处皆有灵机，究竟未说明生灵机者何物，藏灵机者何所，若用灵机，外有何神情，其论心如此含混。其论胃主腐熟水谷，又云脾动磨胃化食，胃之上口名曰贲门，饮食入胃，精气从贲门上输于脾肺，宣播于诸脉，此段议论无情无理。胃下口名曰幽门，即小肠上口。其论小肠为受盛之官，化物出焉。言饮食入小肠化粪，下至阑门，即小肠下口，分别清浊，粪归大肠自肛门出；水归膀胱为尿。如此论尿从粪中渗出，其气当臭，尝用童子小便，并问及自饮小便之人，只言味咸，其气不臭；再者食与水合化为粪，粪必稀溏作泻，在鸡鸭无小便则可，在马牛有小便则不可，何况乎人！看小肠化食，水自阑门出一节，真是千古笑谈。其论心包络，细筋如丝，与心肺相连者心包络也；又云心外黄脂是心包络；又云心下横膜之上，竖膜之下，黄脂是心包络；又云膻中有名无形者乃心包络也。既云有名无形，何得又云手中指之经，乃是手厥阴心包络之经也，论心包络竟有如许之多，究竟心包络是何物，何能有如许之多耶？其论三焦更为可笑，《灵枢》曰：手少阴三焦主乎上，足太阳三焦主乎下，已是两三焦矣；《难经·三十一难》论三焦：上焦在胃之上，主内而不出，中焦在胃中脘，主腐熟水谷，下焦在脐下，主分利清浊；又云三焦者水谷之道路，此论三焦是有形之物；又云两肾中间动气是三焦之本，此论三焦是无形之气。在《难经》一有形，一无形，又是两三焦。王叔和所谓有名无状之三焦者，盖由此也。至陈无择以脐下脂膜为三焦；袁淳甫以人身着内一层，形色最赤者为三焦；虞天民指空腔子为三焦；金一龙有前三焦、后三焦之论。论三焦者不可以指屈，有形无形，诸公尚无定准，何得云手无名指之经是手少阳三焦之经也？其中有自相矛盾者，有后人议驳未当者。总之，本源一错，万虑皆失。

余尝有更正之心，而无脏腑可见，自恨著书不明脏腑，岂不是痴人说梦，治病不明脏腑，何异于盲子夜行！虽竭思区画，无如之何。十年之久，念不少忘。至嘉庆二年丁巳，余年三十，四月初旬，游于滦州之稻地镇，其时彼处小儿正染瘟疹痢症，十死八九。无力之家，多半用代席裹埋。代席者代棺之席也。彼处乡风，更不深埋，意在犬食，利于下胎不死。故各义冢中，破腹露脏之儿，日有百余。余每日压马过其地，初未尝不掩鼻，后因念及古人所以错论脏腑，皆由未尝亲见，遂不避污秽，每日清晨，赴其义冢，就群儿之露脏者细视之，犬食之余，大约有肠胃者多，有心肝者少，互相参看，十人之内、看全不过三人，连视十日，大约看全不下三十余人。始知医书中所绘脏腑形图，与人之脏腑全不相合，即件数多寡亦不相符，惟胸中膈膜一片，其薄如纸，最关紧要。及余看时，皆以破坏，未能验明在心上心下，是斜是正，最为遗憾。至嘉庆四年六月，余在奉天府，有辽阳州一妇，年二十六岁，因疯疾打死其夫与翁，解省拟剐，跟至西关，忽然醒悟，以彼非男子，不忍近前。片刻，行刑者提其心与肝、肺从面前过，细看与前次所看相同。后余在京时，嘉庆庚辰年有打死其母之剐犯，行刑于崇文门外吊桥之南，却得近前，及至其处，虽见脏腑，膈膜已破，仍未得见。道光八年五月十四日，剐逆犯张格尔，及至其处，不能近前。自思一篑未成，不能终止。不意道光九年十二月十三日夜间，有安定门大街板厂胡同恒宅，请余看症，因谈及膈膜一事，留心四十年，未能审验明确。内有江宁布政司恒敬公，言伊曾镇守哈密，领兵于喀什噶尔，所见诛戮逆尸最多，于膈膜一事知之最悉。余闻言喜出望外，即拜叩而问之，恒公鉴余苦衷，细细说明形状。

余于脏腑一事，访验四十二年，方得的确，绘成全图，意欲刊行于世，惟恐后人未见脏腑，议余故叛经文；欲不刊行，复虑后世业医受祸，相沿又不知几千百年。细思黄帝虑生民疾苦，平素以灵枢之言，下问岐伯、鬼臾区，故名《素问》；二公如知之的确，可对君言，知之不确，须待参考，何得不知妄对，遗祸后世？继而秦越人著《难经》，张世贤割裂《河图洛书》为之图注，谓心肝肺以分两计之，每件重几许；大小肠以尺丈计之，每件长若干；胃大几许，容谷几斗几升。其言仿佛似真，其实脏腑未见，以无凭之谈，作欺人之事，利己不过虚名，损人却属实祸；窃财犹谓之盗，偷名岂不为贼！千百年后，岂无知者。今余刻此图，并非独出己见，评论古人之短长，非欲后人知我，亦不避后人罪我，惟愿医林中人，一见此图，胸中雪亮，眼底光明，临症有所遵循，不致南辕北辙，出言含混，病或少失，是吾之厚望。幸仁人君子，鉴而谅之。

时道光庚寅孟冬直隶玉田县王清任书于京邸知一堂

古人脏腑图

古人所绘脏腑图形如此：

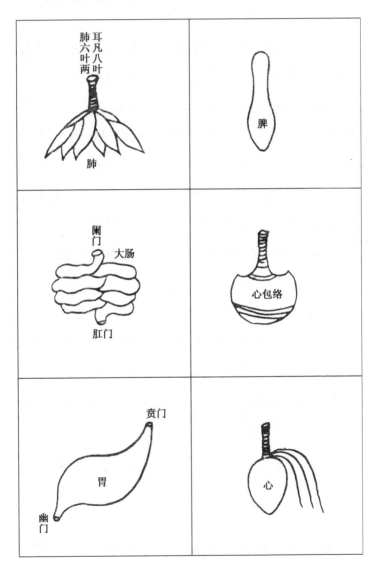

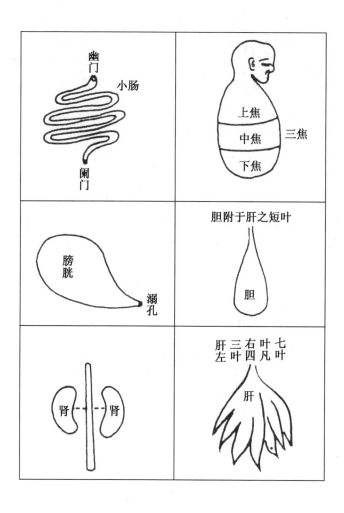

亲见改正脏腑图 共二十五件

余将亲见诸脏腑显隐之形,绘于其后。

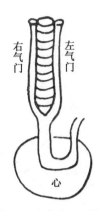

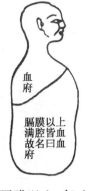

左气门、右气门两管归中一管入心，由心左转出，横行，后接总管。心长在气管之下，非在肺管之下。心与肺叶上棱齐。

膈膜以上，仅止肺、心左右气门，余无他物。其余皆膈膜以下物。人身膈膜是上下界。

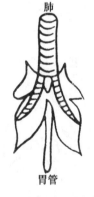

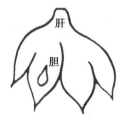

肺管至肺分两杈，入肺两叶，直贯到底，皆有节。肺内所存，皆轻浮白沫，如豆腐沫，有形无体。两大叶大面向背，小面向胸、上有四尖向胸，下一小片亦向胸。

肺外皮实无透窍，亦无行气之二十四孔。

肝四叶，胆附于肝右边第二叶。总提长于胃上，肝又长于总提之上。大面向上，后连于脊。肝体坚实，非肠、胃、膀胱可比，绝不能藏血。

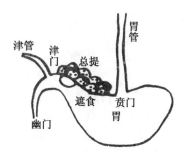

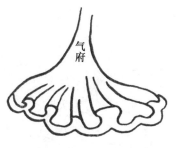

胃腑之体质，上口贲门在胃上正中，下口幽门，亦在胃上偏右。幽门之左寸许名津门。胃内津门之左，有疙瘩如枣，名遮食。胃外津门左，名总提，肝连于其上。

胃在腹，是平铺卧长，上口向脊，下口向右，底向腹，连出水道。

此系小肠外有气府包裹之

气府，俗名鸡冠油，下棱抱小肠。气府内，小肠外，乃存元气之所。元气化食，人身生命之源全在于此。

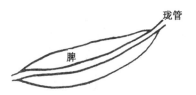

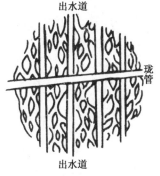

脾中有一管，体象玲珑，易于出水，故名珑管。脾之长短与胃相等。脾中间一管，即是珑管。另画珑管者，谓有出水道，令人易辨也。

中是珑管，水由珑管分流两边出水道，由出水道渗出，沁入膀胱为尿。出水道中有回血管，其余皆系水管。

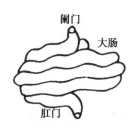

大肠上口，即小肠下口，名曰阑门。大肠下口，即肛门。

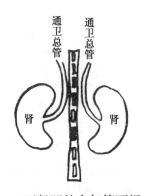

两肾凹处有气管两根，通卫总管。两傍肾体坚实，内无孔窍，绝不能藏精。

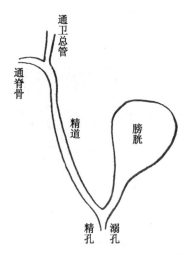

膀胱有下口，无上口。下口归玉茎；精道下孔亦归玉茎。精道在妇女名子宫。

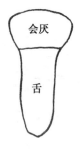

舌后白片，名曰会厌，乃遮盖左右气门、喉门之物。

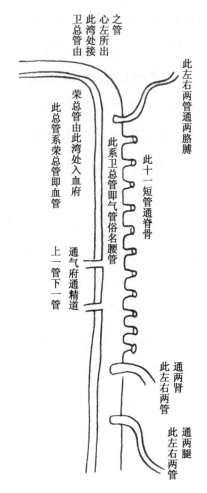

心左所出之管

卫总管由此湾处接

荣总管由此湾处入血府

此总管系荣总管即血管

此系卫总管即气管俗名腰管

此十一短管通脊骨

此左右两管通两胳膊

上一管下一管

通气府通精道

通两肾此左右两管

通两腿此左右两管

　　古人言经络是血管,由每脏腑向外长两根,惟膀胱长四根。余亲见百余脏腑,并无向外长血管之形,故书于图后以记之。

会厌、左气门、右气门、卫总管、荣总管、气府、血府记

欲知脏腑体质,先明出气、入气与进饮食之道路。

古人谓舌根后名曰喉，喉者喉也，候气之出入，即肺管上口是也。喉之后名曰咽，咽者咽也，咽饮食入胃，即胃管上口是也。谓咽以纳食，喉以纳气，为千古不易之定论。自《灵》《素》至今，二千年来，无人知其错而改正者。如咽咽饮食入胃，人所共知，惟喉候气之出入一节，殊欠明白。不知肺两叶大面向背，上有四尖向胸，下一小片亦向胸。肺管下分为两杈，入肺两叶，每杈分九中杈，每中杈分九小杈，每小杈长数小枝，枝之尽头处，并无孔窍，其形仿佛麒麟菜。肺外皮亦无孔窍，其内所存皆轻浮白沫。肺下实无透窍，亦无行气之二十四孔。先贤论吸气则肺满，呼气则肺虚，此等错误，不必细辨。人气向里吸，则肚腹满大，非肺满大；气向外呼，则肚腹虚小，非肺虚小。出气、入气、吐痰、吐饮、唾津、流涎，与肺毫无干涉。肺管之后，胃管之前，左右两边凹处，有气管两根，其粗如箸，上口在会厌之下，左曰左气门，右曰右气门，痰饮津涎由此气管而出。古人误以咳嗽、喘急、哮吼等症为肺病者，因见其症自胸中来。再者临症查有外感，用发散而愈；有燥痰用清凉而愈；有积热用攻下而愈；有气虚用补中而愈；有阴亏用滋阴而愈；有瘀血用逐瘀而愈。扬扬得意，立言著书，以为肺病无疑。不知左气门、右气门两管由肺管两傍下行，至肺管前面半截处，归并一根，如树两杈归一本，形粗如箸，下行入心，由心左转出，粗如笔管，从心左后行，由肺管左边过肺入脊前，下行至尾骨，名曰卫总管，俗名腰管。自腰以上，向腹长两管，粗如箸。上一管通气府，俗名鸡冠油，如倒提鸡冠花之状。气府乃抱小肠之物，小肠在气府是横长。小肠外，气府内，乃存元气之所。元气即火，火即元气，此火乃人生命之源。食由胃入小肠，全仗元气蒸化。元气足则食易化，元气虚则食难化。此记向腹之上一管。下一管大约是通男子精道，女子之子宫，独此一管，细心查看，未能查验的确，所以疑似，以俟后之业医者，倘遇机会，细心查看再补。卫总管对背心两边有两管，粗如箸，向两肩长；对腰有两管，通连两肾；腰下有两管，通两胯；腰上对脊正中有十一短管，连脊，此管皆行气、行津液。气足火旺，将津液煎稠，稠者名曰痰；气虚火衰，不能煎熬津液，津液必稀，稀者名曰饮。痰饮在管，总以管中之气上攻，上行过心，由肺管前气管中出左、右气门。痰饮津涎本气管中物，古人何以误为肺中物，因不知肺管前有气管相连而长，止知痰饮津涎自胸中来，便疑为肺中物，总是未亲见脏腑之故。手握足步，头转身摇，用行舍藏，全凭此气。人气向里吸则气府满，气腹满则肚腹大；气向外呼则气府虚，气府虚则肚腹小。卫总管，行气之府，其中无血。若血归气府，血必随气而出，上行则吐血、衄血；下行则溺血、便血。卫总管之前，相连而长，粗如箸，名曰荣总管，即血管，盛血，与卫总管长短相等，其内之血，由血府灌溉。血府即人胸下膈膜一片，其薄如纸，最为坚实，前长与心口凹处齐，从两胁至腰上，顺长如坡，前高后低，低处如池，池中存血，即精汁所化，名曰血府。精汁详胃津门条下。前所言会厌，即舌后之白片，乃遮盖左、右气门、喉门之物也。

津门、津管、遮食、总提、珑管、出水道记

咽下胃之一物，在禽名曰嗉，在兽名曰肚，在人名曰胃。古人画胃图，上口在胃上，名曰贲门；下口在胃下，名曰幽门。言胃上下两门，不知胃是三门；画胃竖长，不知胃是横长，不但横长，在腹是平铺卧长。上口贲门向脊，下底向腹；下口幽门亦在胃上，偏右胁向脊。幽门之左寸许，另有一门，名曰津门。津门上有一管，名曰津管，是由胃出精汁水液之道路。津管一物，最难查看，因上有总提遮盖。总提俗名胰子，其体长于贲门之右，幽门之左，正盖津门。总提下前连气府，提小肠，后接提大肠；在胃上，后连肝，肝连脊。此是膈膜以下，总提连贯胃、肝、大小肠之体质。饮食入胃，食留于胃，精汁水液先由津门流出，入津管。津管寸许外，分三杈，精汁清者，入髓府化髓；津汁浊者由上杈，卧则入血府，随血化血。其水液由下杈，从肝之中间穿过入脾。脾中间有一管，体相玲珑，名曰珑管。水液由珑管分流两边，入出水道。出水道形如鱼网，俗名网油。水液由出水道渗出，渗入膀胱，化而为尿。出水道出水一段，体查最难。自嘉庆二年看脏腑时，出水道有满水玲珰者，有无水玲珰者，于理不甚透彻。以后诊病，查看久病寿终之人，临时有多饮水者，有少饮水者，有不饮水者，故后其水仍然在腹，以此与前所看者参考，与出水道出水一节，虽然近理，仍不敢为定准。后以畜较之，遂喂遂杀之畜，网油满水玲珰；三四日不喂之畜，杀之无水玲珰，则知出水道出水无疑。前言饮食入胃，食留于胃，精汁水液自津门流出，津门既孔如箸大，能向外流精汁水液，稀粥岂不能流出？津门虽孔如箸大，其处胃体甚厚，四周靠挤缩小，所以水能出而食不能出。况胃之内，津门之左一分远，有一疙瘩，形如枣大，名曰遮食，乃挡食放水之物，待津汁水液流尽，食方腐熟，渐入小肠，化而为粪。小肠何以化食为粪？小肠外有气府，气府抱小肠。小肠外、气府内乃存元气之所，元气化食。此处与前气府参看。化粪入大肠，自肛门出。此篇记精汁由胃出津门，生津生血；水液由珑管，出水道入膀胱为尿；食由胃入小肠，元气蒸化为粪之原委也。

脑髓说

灵机记性不在心在脑一段，本不当说，纵然能说，必不能行；欲不说，有许多病，人不知源，思至此，又不得不说。不但医书论病，言灵机发于心，即儒家谈道德，言性理。亦未有不言灵机在心者。因创始之人，不知心在胸中，所办何事。不知咽喉两傍，有气管两根，行至肺管前，归并一根入心，由心左转出，过肺入脊，名曰卫总管，前通气府、精道，后通脊，上通两肩，中通两肾，下通两腿，此管乃存元气与津液之所。气之出入，由心所过，心乃出入气之道路，何能生灵机、贮记性？灵机记性在脑者，因饮食生气血，长肌肉，精汁之清者化而为髓，由脊骨上行入脑，名曰脑髓。盛脑髓者，名曰髓海。其上之骨，名曰天灵盖。两耳通脑，所听之声归于脑。脑气虚，脑髓小，脑气与耳窍之气不接，故耳虚聋；耳窍通脑之道路中，若有阻滞，故耳实聋。两目即脑汁所生，两目系如线，长于脑，所见之物归于脑。瞳人白色是脑汁下注，名曰脑汁入目。鼻通于脑，所闻香臭归于脑。脑受风热，脑汁从鼻流出，涕浊气臭，名曰脑漏。看小儿初生时，脑未全，囟门软，目不灵动，耳不知听，鼻不知闻，舌不言；至周岁，脑渐生,囟门渐长,耳稍知听,目稍有灵动,鼻微知香臭,舌能言一二字;至三四岁,脑髓渐满,囟门长全,耳能听,目有灵动,鼻知香臭,言语成句。所以小儿无记性者,脑髓未满;高年无记性者,脑髓渐空。李时珍曰:脑为元神之府。金正希曰:人之记性皆在脑中。汪切庵曰:今人每记忆往事,必闭目上瞪而思索之。脑髓中一时无气,不但无灵机,必死一时;一刻无气,必死一刻。

试看痫症,俗名羊羔风,即是元气一时不能上转入脑髓。抽时正是活人死脑袋。活人者腹中有气,四肢抽搐;死脑袋者,脑髓无气,耳聋、两眼天吊如死。有先喊一声而后抽者,因脑先无气,胸中气不知出入,暴向外出也。正抽时胸中有漉漉之声者,因津液在气管,脑无灵机之气使津液吐咽,津液逗留在气管,故有此声。抽后头痛昏睡者,气虽转入于脑,尚未足也。小儿久病后,元气虚抽风;大人暴得气厥,皆是脑中无气,故病人毫无知识。以此参考,岂不是灵机在脑之证据乎!

气血合脉说

脉之形,余以实情告后人。

若违心装神仙,丧天良评论,必遭天诛。

气府存气,血府存血。卫总管由气府行周身之气,故名卫总管。荣总管由血府行周身之血,故名荣总管。卫总管体厚形粗,长在脊骨之前,与脊骨相连,散布头面四肢,近筋骨长,即周身气管。荣总管体薄形细,长在卫总管之前,与卫总管相连,散布头面四肢,近皮肉长,即周身血管。气在气府,有出有入,出入者呼吸也。目视、耳听、头转、身摇、掌握、足步,灵机使气之动转也。血自血府入荣总管,由荣总管灌入周身血管,渗于管外,长肌肉也。气管近筋骨生,内藏难见。血管近皮肉长,外露易见。气管行气,气行则动;血管盛血,静而不动。头面四肢按之跳动者,皆是气管,并非血管。如两眉梭骨后凹处,俗名两太阳,是处肉少皮连骨,按之跳动,是通头面之气管。两足大趾次趾之端,是处肉少皮连骨,按之跳动,是通两足之气管。两手腕横纹高骨之上,是处肉少皮连骨,按之跳动,是通两手之气管。其管有粗有细,有直有屈。各人体质不同,胳膊肘下近手腕肉厚,气管外露者短;胳膊肘下近手腕肉薄,气管外露者长。如外感中人,风入气管,其管必粗,按之出肤。寒入气管,管中津液必凝,凝则阻塞其气,按之跳动必慢。火入气管,火气上炙,按之跳动必急。人壮邪气胜,管中气多,按之必实大有力。人弱正气衰,管中气少,按之必虚小无力。久病无生机之人,元气少,仅止上行头面两手,无气下行，故足面按之不动。若两手腕气管上，按之似有似无，或细小如丝，或指下微微乱动，或按之不动，忽然一跳，皆是气将绝之时。此段言人之气管，生平有粗细、曲直之不同。管有短长者，因手腕之肉有薄厚也；按之大小者，虚实也；跳动之急慢者，寒火之分也。

前所言，明明是脉，不言脉者，因前人不知有左气门、右气门、血府、气府、卫总管、荣总管、津门、津管、总提、遮食、珑管、出水道在腹是何体质，有何用处。论脏腑、包络，未定准是何物，论经络、三焦，未定准是何物，并不能指明经络是气管、血管。论脉理，道句便言脉为血腑，百骸贯通，言脉是血管，气血在内流动，周而复始。若以流通而论，此处血真能向彼处流，彼处当有空隙之地。有空隙之地则是血虚，无空隙之地，血流归于何处？古人并不知脉是气管，竟著出许多脉诀，立言虽多，论部位一人一样，并无相同者。

古人论脉二十七字，余不肯深说者，非谓古人无容足之地，恐后人对症无谈脉之言，诊脉断死生易，知病难。治病之要诀，在明白气血，无论外感内伤，要知初病伤人何物，不能伤脏腑，不能伤筋骨，不能伤皮肉，所伤者无非气血。气有虚实，实者邪气实，虚者正气虚。正气虚当与半身不遂门四十种气虚之症、小儿抽风门二十种气虚之症互相参考。血有亏瘀，血亏必有亏血之因，或因吐血衄血，或因溺血、便血，或破伤流血过多。或崩漏、产后伤血过多。若血瘀，有血瘀之症可查，后有五十种血瘀症相互参考。

惟血府之血，瘀而不活，最难分别。后半日发烧，前半夜更甚，后半夜轻，前半日不烧，此是血府血瘀。血瘀之轻者，不分四段，惟日落前后烧两时；再轻者或一时，此内烧兼身热而言。若午后身凉，发烧片刻，乃气虚参芪之症。若天明身不热，发烧止一阵，乃参附之症。不可混含从事。

心无血说

余友薛文煌，字朗斋，通州人，素知医。道光十年二月，因赴山东，来舍辞行。闲谈言及古人论生血之源，有言心生血，脾统血者；有言脾生血，心统血者，不知宗谁。余言皆不可宗。血是精汁入血府所化，心乃是出入气之道路，其中无血。朗斋曰：吾兄所言不实，诸物心皆有血，何独人心无血？余曰：弟指何物心有血？曰：古方有遂心丹治癫狂，用甘遂末以猪心血和为丸，岂不是独心有血之凭据？余曰：此古人之错，非心内之血，因刀刺破其心，腔子内血流入于心。看不刺破之心，内并无血，余见多多。试看杀羊者，割其颈项,不刺心,心内亦无血。又曰:不刺心,何死之速？余曰:满腔血从刀口流,所以先流者速,继而周身血退还腔子,所以后流者迟。血尽气散,故死之速。如人斗殴破伤,流血过多,气散血亡,渐至抽风,古人立名曰破伤风,用散风药,治死受伤者,凶手拟抵,治一个即是死两个。若明白气散血亡之义,即用黄芪半斤,党参四两,大补其气,救一人岂不是救两人。朗斋点首而别。

方　叙

余不论三焦者,无其事也。在外分头面四肢,周身血管;在内分膈膜上下两段。膈膜以上,心肺咽喉,左右气门,其余之物皆在膈膜以下。立通窍活血汤治头面四肢、周身血管血瘀之症;立血府逐瘀汤治胸中血府血瘀之症;立膈下遂瘀汤治肚腹血瘀之症。病有千状万态,不可以余为全书。查证有王肯堂《证治准绳》,查方有周定王朱橚《普济方》,查药有李时珍《本草纲目》,三书可谓医学之渊源。可读可记有国朝之《医宗金鉴》,理足方效有吴又可《瘟疫论》,其余名家,虽未见脏腑,而攻伐补泻之方,效者不少。余何敢云著书,不过因著《医林改错·脏腑图记》后,将平素所治气虚、血瘀之症,记数条示人以规矩,并非全书。不善读者，以余之书为全书，非余误人，是误余也。

通窍活血汤所治之症目

通窍活血汤所治之病，开列于后。

头发脱落

伤寒、温病后头发脱落，各医书皆言伤血，不知皮里肉外，血瘀阻塞血路，新血不能养发，故发脱落。无病脱发，亦是血瘀。用药三付，发不脱，十付必长新发。

眼疼白珠红

眼疼白珠红，俗名暴发火眼。血为火烧，凝于目珠，故白珠红色。无论有云翳、无云翳，先将此药吃一付，后吃加味止痛没药散，一日二付，三两日必痊愈。

糟鼻子

色红是血瘀，无论三、二十年，此方服三付可见效；二、三十付可痊愈。舍此之外，并无验方。

耳聋年久

耳孔内小管通脑，管外有瘀血，靠挤管闭，故耳聋。晚服此方，早服通气散，一日两付，三、二十年耳聋可愈。

白癜风

血瘀于皮里，服三、五付可不散漫再长，服三十付可痊。

紫癜风

血瘀于肤里，治法照白癜风，无不应手取效。

紫印脸

脸如打伤，血印色紫成片，或满脸皆紫，皆血瘀所致。如三、五年，十付可愈；若十余年，三、二十付必愈。

青记脸如墨

血瘀症，长于天庭者多，三十付可愈。白癜、紫癜、紫印、青记，自古无良方者，不知病源也。

牙疳

牙者骨之余，养牙者血也。伤寒、瘟疫、痘疹、痞块，皆能烧血，血瘀牙床紫，血死牙床黑，血死牙脱，人岂能活？再用凉血凝血，是促其死也。遇此症，将此药晚服一付，早服血府逐瘀汤一付，白日煎黄芪八钱，徐徐服之，一日服完。一日三付，三日可见效，十日大见效，一月可痊愈。纵然牙脱五、七个，不穿腮者皆可活。

出气臭

血府血瘀，血管血必瘀，气管与血管相连，出气安得不臭？即风从花里过来香之义。晚服此方，早服血府逐瘀汤，三、五日必效。无论何病，闻出臭气，照此法治。

妇女干劳

经血三、四月不见，或五、六月不见，咳嗽急喘，饮食减少，四肢无力，午后发烧，至晚尤甚，将此方吃三付或六付，至重者九付，未有不痊愈者。

男子劳病

初病四肢痿软无力,渐渐肌肉消瘦,饮食减少,面色黄白,咳嗽吐沫,心烦急躁,午后潮热,天亮汗多。延医调治,始而滋阴,继而补阳,补之不效,则云虚不受补,无可如何。可笑著书者,不分别因弱致病,因病致弱,果系伤寒、瘟疫大病后,气血虚弱,因虚弱而病,自当补弱而病可痊;本不弱而生病,因病久致身弱,自当去病,病去而元气自复。查外无表症,内无里症,所见之症皆是血瘀之症。常治此症,轻者九付可愈,重者十八付可愈。吃三付后,如果气弱,每日煎黄芪八钱,徐徐服之,一日服完。此攻补兼施之法。若气不甚弱,黄芪不必用,以待病去,元气自复。

交节病作

无论何病,交节病作,乃是瘀血。何以知其是瘀血?每见因血结吐血者,交节亦发,故知之。服三付不发。

小儿疳症计十九条

疳病初起,尿如米泔,午后潮热,日久青筋暴露,肚大坚硬,面色青黄,肌肉消瘦,皮毛憔悴,眼睛发眰。古人以此症,在大人为劳病,在小儿为疳疾,照前症再添某病,则曰某疳。如脾疳、疳泻、疳肿、疳痢、肝疳、心疳、疳渴、肺疳、肾疳、疳热、脑疳、眼疳、鼻疳、牙疳、脊疳、蛔疳、无辜疳、丁奚疳、哺露疳,分病十九条,立五十方,方内多有栀子、黄连、羚羊、石膏大寒之品。因论病源系乳食过饱,肥甘无节,停滞中脘,传化迟滞,肠胃渐伤,则生积热,热盛成疳,则消耗气血,煎灼津液,故用大寒以清积热。余初时对症用方,无一效者。后细阅其论,因饮食无节,停滞中脘,此论是停食,不宜大寒之品;以传化迟滞,肠胃渐伤,则生积热之句而论,当是虚热,又不宜用大寒之品。后遇此症,细心审查,午后潮热,至晚尤甚,乃瘀血也;青筋暴露非筋也,现于皮肤者血管也,血管青者,内有瘀血也;至肚大坚硬成块,皆血瘀凝结而成。用通窍活血汤以通血管,用血府逐瘀汤去午后潮热,用膈下逐瘀汤消化积块,三方轮服,未有不效者。

通窍活血汤方

赤芍一钱　川芎一钱　桃仁三钱,研泥　红花三钱老葱三根,切碎　鲜姜三钱,切碎　红枣七个,去核　麝香五厘,绢包

用黄酒半斤,将前七味煎一盅,去渣,将麝香入酒内,再煎二沸,临卧服。方内黄酒各处分量不同,宁可多二两,不可少;煎至一盅,酒亦无味,虽不能饮酒之人,亦可服。方内麝香,市井易于做假,一钱真,可合一两假,人又不能辨。此方麝香最要紧,多费数文,必买好的方妥,若买当门子更佳。大人一连三晚,吃三付,

隔一日再吃三付。若七、八岁小儿，两晚吃一付；三、两岁小儿，三晚吃一付。麝香可煎三次，再换新的。

方歌　通窍全凭好麝香　桃红大枣老葱姜

　　　川芎黄酒赤芍药　表里通经第一方

加味止痛没药散

治初起眼痛白珠红，后起去翳。

没药三钱　血竭三钱　大黄二钱　朴硝二钱　石决明三钱,煅

为末，分四付，早晚清茶调服，眼科外症，千古一方。

通气散

治耳聋不闻雷声。余三十岁立此方。

柴胡一两　香附一两　川芎五钱

为末，早晚开水冲服三钱。

血府逐瘀汤所治之症目

血府逐瘀汤所治之病，开列于后。

头痛

头痛有外感，必有发热、恶寒之表症，发散可愈；有积热，必舌干口渴，用承气可愈；有气虚，必似痛不痛，用参芪可愈。查患头痛者，无表症，无里症，无气虚痰饮等症，忽犯忽好，百方不效，用此方一剂而愈。

胸痛

胸痛在前面，用木金散可愈；后通背亦痛，用瓜蒌

薤白白酒汤可愈；在伤寒，用瓜蒌、陷胸、柴胡等皆可愈。有忽然胸痛，前方皆不应，用此方一付，痛立止。

胸不任物

江西巡抚阿霖公，年七十四，夜卧露胸可睡，盖一层布压则不能睡，已经七年。召余诊之，此方五付痊愈。

胸任重物

一女二十二岁，夜卧令仆妇坐于胸方睡，已经二年，余亦用此方，三付而愈。

设一齐问病源，何以答之？

天亮出汗

醒后出汗，名曰自汗；因出汗醒，名曰盗汗，盗散人之气血，此是千古不易之定论。竟有用补气、固表、滋阴、降火服之不效，而反加重者。不知血瘀亦令人自汗、盗汗，用血府逐瘀汤，一两付而汗止。

食自胸右下

食自胃管而下，宜从正中。食入咽，有从胸右边咽下者，胃管在肺管之后，仍由肺叶之下转入肺前，由肺下至肺前，出膈膜入腹。肺管正中，血府有瘀血，将胃管挤靠于右，轻则易治，无碍饮食也；重则难治，挤靠胃管弯而细，有碍饮食也。此方可效，痊愈难。

心里热 名曰灯笼病

身外凉，心里热，故名灯笼病，内有血瘀。认为虚热,愈补愈瘀;认为实火,愈凉愈凝。三两付血活热退。

瞀闷

即小事不能开展,即是血瘀。三付可好。

急躁

平素和平,有病急躁,是血瘀。一、二付必好。

夜睡梦多

夜睡梦多是血瘀。此方一两付痊愈,外无良方。

呃逆俗名打咯忒

因血府血瘀,将通左气门、右气门归并心上一根气管从外挤严,吸气不能下行,随上出,故呃气。若血瘀甚,气管闭塞,出入之气不通,闷绝而死。古人不知病源,以橘皮竹茹汤、承气汤、都气汤、丁香柿蒂汤、附子理中汤、生姜泻心汤、代赭旋覆汤、大小陷胸等汤治之,无一效者。相传咯忒伤寒、咯忒瘟病必死。医家因古无良法,见此症则弃而不治。无论伤寒、瘟疫、杂症,一见呃逆,速用此方,无论轻重,一付即效。此余之心法也。

饮水即呛

饮水即呛乃会厌有血滞,用此方极效。古人评论全错,余详于痘症条。

不眠

夜不能睡,用安神养血药治之不效者,此方若神。

小儿夜啼

何得白日不啼？夜啼者血瘀也。此方一两付痊愈。

心跳心忙

心跳心忙用归脾安神等方不效,用此方百发百中。

夜不安

夜不安者,将卧则起,坐未稳,又欲睡,一夜无宁刻。重者满床乱滚,此血府血瘀。此方服十余付,可除根。

俗言肝气病

无故爱生气是血府血瘀。不可以气治,此方应手效。

干呕

无他症,惟干呕、血瘀之症。用此方化血,而呕立止。

晚发一阵热

每晚内热,兼皮肤热一时,此方一付可愈,重者两付。

血府逐瘀汤方

当归三钱　生地三钱　桃仁四钱　红花三钱　枳壳二钱　赤芍二钱　柴胡一钱　甘草二钱　桔梗一钱半　川芎一钱半　牛膝三钱

水煎服。

方歌　血府当归生地桃　红花甘草壳赤芍

　　　　柴胡芎桔牛膝等　血化下行不作劳

膈下逐瘀汤所治之症目

膈下逐瘀汤所治之症，开列于后。

积块

积聚一症，不必论古人立五积、六聚、七癥、八瘕之名，亦不议驳其错，驳之未免过烦。今请问在肚腹能结块者是何物？若在胃结者必食也；在肠结者燥粪也。积块日久，饮食仍然如故，自然不在肠胃之内，必在肠胃之外。肠胃之外，无论何处，皆有气血。气有气管，血有血管，气无形不能结块，结块者必有形之血也。血受寒则凝结成块，血受热则煎熬成块。竖血管凝结则成竖条，横血管凝结则成横条，横竖血管皆凝结，必接连成片，片凝日久，厚而成块。既是血块当发烧。要知血府血瘀必发烧。血府，血之根本，瘀则殒命。肚腹血瘀不发烧。肚腹，血之稍末，虽瘀不致伤生。无论积聚成块在左肋、右肋、脐左、脐右、脐上、脐下，或按之跳动，皆以此方治之，无不应手取效。病轻者少服，病重者多服。总是病去药止，不可多服。倘病人气弱，不任克消，原方加党参三、五钱皆可，不必拘泥。

小儿痞块

小儿痞块，肚大青筋，始终总是血瘀为患。此方与前通窍活血汤、血府逐瘀汤三方轮转服之，月余，未有不成功者。

痛不移处

凡肚腹疼痛，总不移动，是血瘀。用此方治之极效。

卧则腹坠

病人夜卧，腹中似有物，左卧向左边坠，右卧向右边坠，此是内有血瘀。以此方为主，有杂症，兼以他药。

肾泻

五更天，泻三两次，古人名曰肾泄，言是肾虚，用二神丸、四神丸等药，治之不效，常有三、五年不愈者。病不知源是难事也。不知总提上有瘀血，卧则将津门挡严，水不能由津门出，由幽门入小肠，与粪合成一处，粪稀溏，故清晨泻三、五次。用此方逐总提上方瘀血，血活，津门无挡，水出泻止，三、五付可痊愈。

久泻

泻肚日久，百方不效，是总提瘀血过多，亦用此方。

膈下逐瘀汤方

五灵脂二钱,炒　当归三钱　川芎三钱　桃仁三钱,研泥　丹皮二钱　赤芍二钱　乌药二钱　元胡一钱

甘草三钱　香附钱半　红花三钱　枳壳钱半

水煎服。

方歌　膈下逐瘀桃牡丹　赤芍乌药元胡甘

归芎灵脂红花壳　香附开郁血亦安

下　卷

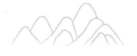

半身不遂论叙

医家立言著书，心存济世者，乃良善之心也。必须亲治其证，屡验方法，万无一失，方可传于后人。若一症不明，留于后人再补。断不可徒取虚名，恃才立论，病未经见，揣度立方。倘病不知源，方不对症，是以活人之心，遗作杀人之事，可不畏欤。如伤寒、温疫、杂症、妇科，古人各有所长，对症用方，多半应手取效，其中稍有偏见，不过白玉微瑕。惟半身不遂一症，古之著书者，虽有四百余家，于半身不遂立论者，仅止数人，数人中，并无一人说明病之本源。病不知源，立方安得无错？余少时遇此症，如遵《灵枢》《素问》仲景之论，治之无功；继遵河间、东垣、丹溪之论，投药罔效。辗转踌躇，几至束手。伏思张仲景论《伤寒》，吴又可著《瘟疫》，皆独出心裁，并未引古经一语。余空有活人之心，而无济世之手。凡遇是症，必细心研究，审气血之荣枯，辨经络之通滞，四十年来颇有所得，欲公之天下以济后人，奈不敢以管见之学，驳前人之论，另立方法，自取其罪。友人曰：真胸有确见，屡验良方，补前人之缺，救后人之难，不但有功于后世，正是前代之勋臣，又何罪之有？余闻斯议，不揣鄙陋,将男妇小儿半身不遂、瘫腿痿症、抽搐筋挛得病之源、外现之症,屡验良方,难治易治之形状及前人所论脉理、脏腑、经络之错误,一一绘图申明其说,详述前后,以俟高明再加补助,于医道岂无小补云尔。

半身不遂论

半身不遂,病本一体,诸家立论,竟不相同。始而《灵枢》经曰:虚邪偏客于身半,其入深者,内居荣卫,荣卫衰则真气去,邪气独留,发为偏枯。偏枯者半身不遂也。《素问》曰:风中五脏六腑之俞,所中则为偏风。张仲景曰:夫风之为病,当令人半身不遂。三书立论,本源皆专主于风。至刘河间出世,见古人方论无功,另出手眼,云:中风者非肝木之风内动,亦非外中于风,良由将息失宜,内火暴甚,水枯莫制,心神昏昧,卒倒无所知。其论专主于火。李东垣见河间方论矛盾,又另立论曰:中风者,气虚而风邪中之,病在四旬以后,壮盛稀有,肥白气虚者间亦有之。论中有中腑、中脏、中血脉、中经络之分,立法以本气虚外受风邪是其本也。朱丹溪见东垣方症不符,又分途立论,言西北气寒,有中风,东南气湿,非真中风,皆因气血先虚,湿生痰,痰生热,热生风也。其论专主于痰,湿痰是其本也。王安道见丹溪论中,有东南气湿非真中风一句,便云《灵枢》《素问》仲景所言是真中风,河间、东垣、丹溪所言是类中风。虞天民言王安道分真中风、类中风之说，亦未全是，四方病此者，尽因气湿痰火挟风而作，何尝见有真中、类中之分？独张景岳有高人之见，论半身不遂大体属气虚，易中风之名，著非风之论，惟引用《内经》厥逆，并辨论寒热、血虚及十二经之见症，与症不符，其方不效者，可惜先生于此症阅历无多。其余名家所论病因，皆是因风、因火、因气、因痰之论，所立之方，俱系散风清火、顺气化痰之方。有云气血虚弱而中风邪者，于散风清火方中，加以补气养血之药；有云阴虚亏损而中风邪者，于滋阴补肾药内，佐以顺气化痰之品。或补多而攻少，或补少而攻多，自谓攻补兼施、于心有得。今人遵用，仍然无效，又不敢议论古人之非，不曰古方不合今病，便云古今元气不同。既云方不合病，元气不同，何得伤寒病，麻黄、承气、陷胸、柴胡，应手取效；何得中风门，愈风、导痰、秦艽、三化，屡用无功？总不思古人立方之本，效与不效，原有两途。其方效者，必是亲治其症，屡验之方；其不效者，多半病由议论，方从揣度。以议论揣度定论立方，如何能明病之本源；因何半身不遂，口眼歪斜；因何语言謇涩，口角流涎；因何大便干燥，小便频数，毫无定见，古今混淆。以一亏损五成元气之病，反用攻发克消之方，安得不错。溯本穷源，非错于医，乃错自著书者之手。嗟呼！此何等事，而竟以意度、想当然乎哉！

半身不遂辨

或曰：半身不遂，古人风火湿痰之论，诸家层次议驳，有证据可凭乎？余曰：即以仲景《伤寒论》中风篇云，中风则令人头痛身痛，发热恶寒，干呕自汗；《金匮要略》论伤风则令人鼻塞喷嚏，咳嗽声重，鼻流清涕；中风本门又云，夫风之为病，当令人半身不遂。今请问何等风，何等中法，令人头痛身痛，发热恶寒，干呕自汗？何等风，何等中法，则令人鼻塞喷嚏，咳嗽声重，鼻流清涕？何等风，何等中法，则令人半身不遂？半身不遂若果是风，风之中人，必由皮肤入经络，亦必有由表入里之证可查。尝治此症，初得时，并无发热恶寒，头痛身痛，目痛鼻干，寒热往来之表症。既无表症，则知半身不遂非风邪所中。再者，众人风火湿痰之论，立说更为含混。如果是风火湿痰，无论由外中，由内发，必归经络。经络所藏者无非气血，气血若为风火湿痰阻滞，必有疼痛之症，有疼痛之症，乃是身痛之痹症，非是半身不遂。半身不遂无疼痛之症。余平生治之最多，从未见因身痛痹症而得半身不遂者。由此思之，又非风火湿痰所中。

半身不遂本源

或曰：君言半身不遂，亏损元气是其本源。何以亏至五成方病，愿闻其说。余曰：夫元气藏于气管之内，分布周身，左右各得其半。人行坐动转，全仗元气。

若元气足则有力,元气衰则无力,元气绝则死矣。若十分元气,亏二成剩八成,每半身仍有四成,则无病。若亏五成剩五成,每半身只剩二成半,此时虽未病半身不遂,已有气亏之症,因不痛不痒,人自不觉。若元气一亏,经络自然空虚,有空虚之隙,难免其气向一边归并。如右半身二成半,归并于左,则右半身无气;左半身二成半,归并于右,则左半身无气,无气则不能动,不能动,名曰半身不遂。不遂者,不遂人用也。如睡时气之归并,人不能知觉,不过是醒则不能翻身;惟睡醒时气之归并,自觉受病之半身,向不病之半身流动,比水流波浪之声尤甚;坐时归并,身必歪倒;行走时归并,半身无气,所以跌仆。人便云因跌仆得半身不遂,殊不知非因跌仆得半身不遂,实因气亏得半身不遂,以致跌仆。

口眼歪斜辨

或曰:半身不遂既然无风,如何口眼歪斜?余曰:古人立歪斜之名,总是临症不细心审查之故。口眼歪斜并非歪斜,因受病之半脸无气,无气则半脸缩小;一眼无气力,不能圆睁,小眼角下抽;口半边无气力,不能开,嘴角上抽。上下相凑,乍看似歪斜,其实并非左右之歪斜。尝治此症,凡病左半身不遂者,歪斜多半在右;病右半身不遂者,歪斜多半在左。此理令人不解,又无书籍可考。何者人左半身经络上头面,从右行;右半身经络上头面,从左行,有左右交互之义。余亦不敢为定论，以待高明，细心审查再补。

又曰：口眼歪斜尽属半脸无气乎。余曰：前论指兼半身不遂而言，若壮盛人，无半身不遂，忽然口眼歪斜，乃受风邪阻滞经络之症。经络为风邪阻滞，气必不上达，气不上达头面，亦能病口眼歪斜，用通经络散风之剂，一药而愈，又非治半身不遂方之所能为也。

辨口角流涎非痰饮

或曰：口角流涎非痰饮乎？余曰：尝治此症，见所流尽是清水，并非稠痰，明明气虚不固津液。不明此理，试看小儿气不足时，流涎者十有八九；高年人气衰时，流涎者十有二三，再以他症互相参看，流涎者属气虚无疑。

辨大便干燥非风火

或曰：患半身不遂兼大便干燥，古人名曰风燥，言其病有风、有火，有是理乎？余曰：若是风火，用散风清火润燥攻下药，大便一行，风散火清，自当不燥。尝见治此症者，误用下药，下后干燥更甚，总不思平素出大恭时，并非大恭顺谷道自流，仍用气力催大恭下行。既得半身不遂之后，无气力使手足动，无气力使舌言，如何有气力到下部催大恭下行。以此推之，非风火也，乃无气力催大恭下行，大恭在大肠日久不行，自干燥也。

辨小便频数、遗尿不禁

或曰：小便频数，遗尿不禁，有火有虚，有分别乎？余曰：有尿溺时，玉茎内疼痛，尿一点一滴而出，兼之色红，乃是火症。若高年人或虚弱人，尿长而痛，其色清白，乃属气虚。尿孔开张，尿流而不知，名曰遗尿。不禁者，尿欲出，而人禁止不溺，尿仍自出，此专指小便自病而言。若半身不遂兼小便频数，遗尿不禁，绝无玉茎疼痛之苦，此是气虚不固提也。

辨语言謇涩非痰火

或曰：说话不真，古名语言謇涩，前人论舌之本，有痰有火，此理想来不错。余曰：非痰火也。舌中原有两管，内通脑气，即气管也。以容气之往来，使舌动转能言。今半身无气，已不能动，舌亦半边无气，亦不能全动，故说话不真。试看小儿气不足不能行走时，高年人气衰时，说话俱不真是其证也。

辨口噤咬牙

或曰：既无风火，如何口噤咬牙？余曰：口噤自是口噤，咬牙自是咬牙，古人以口噤、咬牙混成一症，何临症粗心之甚！口噤是虚，咬牙是实；口噤是牙紧不开，咬牙是叩齿有声。在伤寒、瘟病、杂症、妇科，有虚症口噤者，有实症咬牙者，独半身不遂，有口噤，绝无咬牙；亦有口噤太甚，下牙里收，其声如锉，似咬牙，实非咬牙，亦虚症也。如无半身不遂，又无他症相兼，忽然口噤不开，乃风邪阻滞经络，气不上达之所致，用疏通经络之剂而即愈。

记未病以前之形状

或曰：元气既亏之后，未得半身不遂以前，有虚症可查乎？余生平治之最多，知之最悉。每治此症，愈后问及未病以前之形状，有云偶尔一阵头晕者，有头无故一阵发沉者，有耳内无故一阵风响者，有耳内无故一阵蝉鸣者，有下眼皮长跳动者，有一只眼渐渐小者，有无故一阵眼睛发直者，有眼前长见旋风者，有长向鼻中攒冷气者，有上嘴唇一阵跳动者，有上下嘴唇相凑发紧者，有睡卧口流涎沫者，有平素聪明忽然无记性者，有忽然说话少头无尾、语无伦次者，有无故一阵气喘者，有一手长战者，有两手长战者，有手无名指每日有一时屈而不伸者，有手大指无故自动者，有胳膊无故发麻者，有腿无故发麻者，有肌肉无故跳动者，有手指甲缝一阵阵出冷气者，有脚指甲缝一阵阵出冷气者，有两腿膝缝出冷气者，有脚孤拐骨一阵发软，向外棱倒者，有腿无故抽筋者，有脚趾无故抽筋者，有行走两腿如拌蒜者，有心口一阵气堵者，有心口一阵发空，气不接者，有心口一阵发忙者，有头项无故一阵发直者，有睡卧自觉身子沉者，皆是元气渐亏之症。因不痛不痒，无寒无热，无碍饮食起居，人最易于疏忽。

论小儿半身不遂

或曰：小儿亦有半身不遂者？余曰：小儿自周岁

至童年皆有。突然患此症者少,多半由伤寒、瘟疫、痘疹、吐泻等症病后,元气渐亏,面色青白,渐渐手足不动,甚至手足筋挛,周身如泥塑,皆是气不达于四肢。古人以风治,是于此症阅历无多。

瘫痿论

或曰,元气归并左右,病半身不遂,有归并上下之症乎?余曰:元气亏五成,下剩五成,周流一身,必见气亏诸态。若忽然归并于上半身,不能行于下,则病两腿瘫痿。奈古人论痿症之源,因足阳明胃经湿热上蒸于肺,肺热叶焦,皮毛憔悴,发为痿证,盖用清凉攻下之方。余论以清凉攻下之药,治湿热腿疼痹症则可,治痿症则不相宜。岂知痹症疼痛日久,能令腿瘫,瘫后仍然腿疼。痿症是忽然两腿不动,始终无疼痛之苦。倘标本不清,虚实溷淆,岂不遗祸后人。

补阳还五汤

此方治半身不遂,口眼歪斜,语言謇涩,口角流涎,大便干燥,小便频数,遗尿不禁。

黄芪四两,生　归尾二钱　赤芍钱半　地龙一钱,去土
川芎一钱　桃仁一钱　红花一钱

水煎服。

初得半身不遂,依本方加防风一钱,服四、五剂后去之。如患者先有入耳之言,畏惧黄芪,只得迁就人情,用一、二两,以后,渐加至四两,至微效时,日服两剂,岂不是八两。两剂服五、六日,每日仍服一剂。如已病三两个月,前医遵古方用寒凉药过多,加附子四、五钱;如用散风药过多,加党参四、五钱;若未服则不必加。此法虽良善之方,然病久气太亏,肩膀脱落二、三指缝,胳膊曲而搬不直,脚孤拐骨向外倒,哑不能言一字,皆不能愈之症;虽不能愈,常服可保病不加重。若服此方愈后,药不可断,或隔三、五日吃一付,或七、八日吃一付;不吃,恐将来得气厥之症。方内黄芪不论何处所产,药力总是一样,皆可用。

　　方歌　补阳还五赤芍芎　归尾通经佐地龙

　　　　　四两黄芪为主药　血中瘀滞用桃红

瘟毒吐泻转筋说

上吐下泻转筋一症,古人立名曰霍乱。宋朝太医院立方名曰《局方》,立藿香正气散以治之。以邪气伤正气之病,反用攻发正气之药,岂不愧太医之名。至我朝道光元年,岁次辛巳,瘟毒流行,病吐泻转筋者数省,京都尤甚,伤人过多,贫不能葬埋者,国家发帑施棺,月余之间,费数十万金。彼时业医者,有用参术姜附见效者,便言阴寒;有用芩连栀柏见效者,则云毒火。余曰非也,不分男妇老少,众人同病乃瘟毒也。或曰:既是瘟毒,姜附热,芩连凉,皆有见效者何也? 余曰:芩连效在初病,人壮毒盛时;姜附效在毒败,人弱气衰时。又曰:有芩连姜附服之不效,而反有害者何也? 余曰:试看针刺而愈者,所流尽是黑紫血,岂不是瘟毒烧炼。瘟毒自鼻入气管,由气管达于血管,将气血凝结,壅塞津门,水不得出,故上吐下泻。初得,用针刺其胳膊肘里弯处血管,流紫黑血,毒随血出而愈。或曰:所刺是何穴,请明白指示。余曰:余虽善针,不必论。是穴名曰尺泽。人气管周身贯通,血管周身亦贯通。尺泽左右四、五根血管,刺之皆出血,皆可愈;尺泽上下刺之,亦可愈。总之用针所刺而愈,皆风、火、气有余之症;不足之症,愈针愈坏,此针灸家隐讳而不肯言也。仓促之时,用针刺取其捷便也。一面针刺,一面以解毒活血汤治之,活其血,解其毒,未有不一药而愈者。但此症得之最速,伤元气最快,一半日可伤生。若吐泻一两时后,或半日后,一见腿抽,便是腿上气少;一见胳膊抽,便是胳膊上气少。如见眼胞塌陷,汗出如水,肢冷如冰,漫言凉药有害,即余所立解毒活血汤亦有过无功。此时无论舌干口燥,大渴饮冷,一时饮水数碗,放心用姜附回阳汤,一付可夺命。此法非浅医所能知也。

解毒活血汤

连翘二钱　葛根二钱　柴胡三钱　当归二钱　生地五钱　赤芍三钱　桃仁八钱,研　红花五钱　枳壳一钱　甘草二钱

水煎服。

方歌　解毒活血连翘桃　红花归壳葛赤芍

　　　　柴胡甘草同生地　吐泻良方用水熬

此方谓初得吐泻而言,若见汗多肢冷,眼塌,不可用。

急救回阳汤

若吐泻一见转筋身凉、汗多,非此方不可。莫畏病人大渴饮冷不敢用。

党参八钱　附子八钱,大片　干姜四钱　白术四钱　甘草三钱　桃仁二钱,研　红花二钱

水煎服。

方歌　急救回阳参附姜　温中术草桃红方

　　　　见真胆雄能夺命　虽有桃红气无伤

解毒活血汤与急救回阳汤两方界限分清,未有不应手而愈者。慎之慎之。

论小儿抽风不是风

夫抽风一症,今人治之不效者,非今人错治,乃古

方误人。古人不止论病立方误人，立病名曰抽风，风之一字尤其误人。又因此症多半由伤寒、瘟病或痘疹、吐泻等症病久而抽，则名曰慢惊风。慢惊风三字相连立名，更为可笑，不但文义不通，亦未细查病源。若真是风，风之中人必由皮肤入经络，亦必有由表入里之表症可查。既查无外感之表症，古人何得著书立方总言是风。其所以言风者，因见其病发作之时，项背反张，两目天吊，口噤不开，口流涎沫，咽喉痰声，昏沉不省人事，以为中风无疑。殊不知项背反张，四肢抽搐，手足握固，乃气虚不固肢体也；两目天吊，口噤不开，乃气虚不上升也；口流涎沫，乃气虚不固津液也。咽喉往来痰声，非痰也，乃气虚不归原也。如不明此理，试看高年人久病寿终时，或项强身重，或露睛天吊，或牙紧流涎，或痰声拽锯，或冷汗淋漓，一派气脱之症，明明显露。以抽风之两目天吊，口噤流涎，痰声拽锯互相参看，则抽风之症，气虚无疑。元气既虚，必不能达于血管，血管无气，必停留而瘀。以一气虚血瘀之症，反用散风清火之方，安得不错！服散风药，无风服之则散气；服清火药，无火服之则血凝；再服攻伐克消之方，气散血亡，岂能望生！溯本穷源，非死于医，乃死于著书者之手。每见业小儿科阅历多者，绝不误人，因抽风古方不效，见抽风则弃而不治。亦有高手，看小儿现在之症，知将来必抽风,虽无方调治,亦必告知病家,此病恐将来抽风。何以知其将来必抽风?凡将欲抽风之前,必先见抽风之症,如见顶门下陷,昏睡露睛,口中摇舌,不能啼哭,哭无眼泪,鼻孔煽动,咽喉痰声,头低不抬,口噤无声,四肢冰冷,口吐白沫,胸高如碗,喘急气促,面色青白,汗出如水,不能裹乳,大便绿色,腹内空鸣,下泄上嗽,肌肉跳动,俱是抽风之兆。前二十症不必全见,但见一二症,则知将来必抽。其中有可治者,有不可治者,并所用之方,皆开列于后。若露睛天吊,不食不哭,痰鸣气喘,病虽沉重,乃可治之症;若天庭灰色,肾子上缩,或脉微细,或脉全无,外形虽轻,乃不治之症。

可保立苏汤

此方治小儿因伤寒、瘟疫或痘疹、吐泻等症,病久气虚,四肢抽搐,项背后反,两目天吊,口流涎沫,昏沉不省人事,皆效。

黄芪一两五钱,生　党参三钱　白术二钱　甘草二钱　当归二钱　白芍二钱　枣仁三钱,炒　山茱萸一钱　枸杞子二钱　破故纸一钱　核桃一个,连皮打碎

水煎服。

此方分量指四岁小儿而言。若两岁,分量可以减半;若一岁,分量可用三分之一;若两三个月,分量可用四分之一,又不必拘于付数。余治此症,一日之间,

常有用两三付者。服至不抽，必告知病家，不可因不抽，遂不服药，必多服数付，气足方妥。

　　方歌　　可保立苏故纸枣　　术归芍药参芪草

　　　　　　山萸枸杞水煎服　　一个核桃带壳捣

论痘非胎毒

　　夫小儿痘疹，自汉至今，著书立方者不可胜数，大抵不过分顺险逆，辨别轻重死生，并无一人说明痘之本源。所以后人有遵保元汤，用黄芪、人参者；有宗归宗汤，用大黄、石膏者；有遵解毒汤，用犀角、黄连者。痘本一体，用药竟不相同。遇顺险之痘，查小儿壮弱，分别补泻清凉，用之皆可望生。惟一见逆症，遂无方调治，即云天数当然，此不知痘之本源故也。或曰：古人若不知痘之本源，如何见逆痘便知几天死？余曰：此非古人知痘之本源也，因看痘多，知某日见苗，某日何形，某日何色，某日何症治之不效，至某日必死。古人知逆痘几天死者，盖由此也。如知痘之本源，岂无方调治？或曰：如君所言，痘之逆症有救乎？余曰：痘之险症，随手而愈不足论。至于逆症，皆有本源，辨明本源，岂不可救？如余所治闷痘不出，周身攒簇，细密如蚕壳，平板如蛇皮，不热即出，见点紫黑，周身细密无缝，紫白灰色相间，蒙头锁口，锁项托腮，皮肉不肿，遍身水泡，不起胀行浆，不化脓结痂。见点后抽风不止，九窍流血鲜红，咳嗽声哑，饮水即呛，六、七天作痒，抓破无血，七、八日泄肚，胃口不开；至危之时，头不能抬，足歪不正，两目天吊，项背后反等逆症，初见之时，辨明虚实，皆可望生。明此理者，知余补前人之未及，救今人之疑难；不明此理者，妄加评论，以余言为狂妄，而不知非狂也，知痘之本源也。不似诸家议论，出痘总是胎毒。诸书又曰：自汉以前无出痘者，既云胎毒，汉以前人独非父母所生。此论最为可笑。若以古人之论，有谓胎毒藏于脏腑，而何以未出痘以前，脏腑安然无病？有谓胎毒藏于肌肉，而何以未出痘以前，皮肤更不生疮？又有谓胎毒藏于骨髓，或因惊恐跌仆，或因伤食感冒，触动其毒，发为天花。信如斯言，因惊恐跌仆，伤食感冒触动而发，则是自不小心。伏思出花正盛时，非止一人出花，少则一方，多则数省，莫非数省之人，同时皆不小心？此论更为无理。再见世上种痘之医，所种之痘，无论多少，无一不顺。若是胎毒，毒必有轻重，毒重者痘必险，何以能无一不顺？由此思之，如何胎毒二字牢不可破，殊不知痘非胎毒，乃胞胎内血中之浊气也。儿在母腹，始因一点真精凝结成胎，以后生长脏腑肢体，全赖母血而成；胞胎内血中浊气，降生后仍藏荣血之中，遇天行触浊气之瘟疫，由口鼻而入气管，由气管达于血管,将血中浊气逐之自皮肤而出,色红似花,故名天花;形圆如豆,故名曰痘。总之,受瘟疫轻,瘟毒随花而出,出花必顺;受瘟疫重,瘟毒在内逗遛,不能随花而出,出花必险;受瘟疫至重,瘟毒在内烧炼其血,血受烧炼,其血必凝,血凝色必紫,血死色必黑,痘之紫黑是其症也。死血阻塞道路,瘟疫之毒,外不得由皮肤而出,必内攻脏腑,脏腑受毒火煎熬,随变生各脏逆症。正对痘科书中所言,某经逆痘,不知非某经逆痘也,乃某经所受之瘟毒也。痘之顺逆在受瘟疫之轻重。治痘之紧要,全在除瘟毒之方法。瘟毒不除,花虽少而必死;瘟毒若除,花虽多不致伤生。痘科书中,但论治胎毒,而不知治瘟毒,纵知治瘟毒,而不知瘟毒巢穴在血,若辨明瘟毒轻重、血之通滞、气之虚实,立救逆痘于反掌之间,此所谓知其要者,一言而终耳。

论痘浆不是血化

痘出时是红色,五、六天后忽变清浆,次变白浆,次变混浆,次变黄脓,终而结痂。古人谓痘浆总是血化,若是血化,红血必能变白色。今请以血一盏试之,或以矾青,或以火熬,能使之变清水、白浆、混浆、黄脓乎?痘本血管内血中浊气,遇天行触浊气之瘟疫,自口鼻而入于气管,达于血管,将血管中浊气与血,并气管中津液逐之自毛孔而出,所以形圆色红。五、六天后,痘中之血仍退还血管,痘内止存浊气津液。津液清,名曰清浆;清浆为瘟毒烧炼,稠而色白,故名白浆;白浆再炼,更稠而混,故名混浆;混浆再炼,稠如疮脓,故名黄脓;将黄脓炼干而结痂。痘不行浆,皆因血不退还血管;血不退还血管,皆因血管内有瘟毒烧炼,血凝阻塞血之道路。若通血管之瘀滞,何患浆之不行!

论出痘饮水即呛

出痘有四五天、七八天饮水即呛者,古人论毒火壅于咽喉,列于不治之症。总是不明咽喉、左右气门之体质。舌后为喉,即肺管;喉后为咽,即胃管;咽前喉后两边凹处,有气管两根,名左气门、右气门;舌根有一白片,其厚如钱,名曰会厌,正盖肺管、左右气门上口。人咽饮食,必以舌尖抵上腭,使会厌将肺管与左右气门盖严,饮食方可过肺管、左右气门,入后之胃管。试看人吃饭,饮食将入嗓至喉,未入咽时,或忽然冷笑,气暴上冲,会厌一开,或一粒米,或一滴水入左右气门,立刻由鼻呛出是其证也。今痘毒烧炼,会厌血凝,不能盖严气门,故饮水渗入即呛。食不呛者,因微微小缝,能渗水而食不能入,故不呛。化开会厌中瘀血,其呛立止。

论七八天痘疮作痒

痘疮作痒者,当先分明皮肤。皮是皮,肤是肤,皮肤不分,如何能明痘疮作痒之本源?如人汤烫火烧,随起一泡,其薄如纸,即是肤;肤里肉外,厚者是皮。痘至六、七天,瘟毒浊气津液尽归于皮之外,肤之内,痘巢之中,正气不能达痘中行浆、化脓、结痂,以致瘟毒外不得出肤,内不得入皮,毒在皮外肤里,故作痒。医家遵《素问》诸疮痛痒皆属于火之句,随用清凉之品,克伐生气,不但作痒不止,胃气转伤。有专用补气者,气愈补而血愈瘀;血瘀,气更不能外达于皮肤。此时用补气破血之剂,通开血道,气直达于皮肤,未有不一药而痒即止者。

通经逐瘀汤

此方无论痘形攒簇,蒙头覆釜,周身细碎成片,或夹疹夹癍,浮衣水泡,其色或紫、或暗、或黑,其症或干呕、烦躁、昼夜不眠,逆形逆症,皆是瘀血凝滞于血管,并宜用此方治之。

其方中药性不大寒大热,不大攻大下,真是良方也。

桃仁八钱,研　红花四钱　赤芍三钱　穿山甲四钱,炒　皂角刺六钱　连翘三钱,去心　地龙三钱,去心柴胡一钱　麝香三厘,绢包

水煎服

大便干燥加大黄二钱,便利去之。五、六日后,见清浆、白浆,将麝香去之,加黄芪五钱,将穿山甲、皂角刺减半。至七、八日后,桃仁、红花亦减半,黄芪可用八钱。此方指四、五岁而言,若一、二岁,分量可减半;

若八、九岁,分量可加一半。

　　方歌　通经甲皂麝香龙　逐瘀赤芍桃与红

　　　　　连翘柴胡毒可解　便干微用大黄攻

会厌逐瘀汤

此方治痘五、六天后,饮水即呛。

桃仁五钱,炒　红花五钱　甘草三钱　桔梗三钱
生地四钱　当归二钱　玄参一钱　柴胡一钱　枳壳二
钱　赤芍二钱

水煎服

此方指五、六天后呛水而言。若痘后抽风兼饮水
即呛者,乃气虚不能使会厌盖严气管,照抽风方治之。

　　方歌　会厌逐瘀是病源　桃红甘桔地归玄

　　　　　柴胡枳壳赤芍药　水呛血凝立可痊

止泻调中汤

治痘六、七日后,泄泻不止,或十余日后泄泻,皆治之。

黄芪八钱　党参三钱　甘草二钱　白术二钱　当
归二钱　白芍二钱　川芎一钱　红花三钱　附子一钱,
制　良姜五分　官桂五分,去粗皮

水煎服

此方指痘六、七天后泄泻而言,痘后抽风兼泄泻
者,亦效。不是初出痘泄泻之方。

　　方歌　止泻调中参草芪　术归芍药芎红随

附子良姜桂少用　气虚泄泻总相宜

保元化滞汤

治痘五、六日后，痢疾或白、或红、或红白相杂，皆治。

黄芪一两，煎汤，冲　滑石一两，末

晚服，加白沙糖五钱更妙。

此方乃余之心法，不独治小儿痘症痢疾，大人初痢、久痢，皆有奇效。然大人初痢，滑石用一两五钱，白糖一两，不必用黄芪；久痢加黄芪，滑石仍用一两五钱。

方歌　保元化滞补攻方　一两黄芪煎作汤

　　　　为末滑石须一两　冲服痢止气无伤

助阳止痒汤

治痘六、七日后作痒不止，抓破无血，兼治失音、声哑。

黄芪一两　桃仁二钱，研　红花二钱　皂角刺一钱
赤芍一钱　穿山甲一钱，炒

此方治痘后六、七日作痒甚者，抓破无血；不是治初出痘一、二日作痒之方。

方歌　助阳止痒芪桃红　皂刺赤芍山甲同

　　　　声哑失音同一治　表虚因里气不行

足卫和荣汤

治痘后抽风，两眼天吊，项背反张，口噤不开，口流涎沫，昏沉不省人事，周身溃烂，脓水直流，皆治之。

黄芪一两　甘草二钱　白术二钱　党参三钱　白

芍二钱　当归一钱　枣仁二钱　桃仁一钱五分,研　红花一钱五分

水煎服

此方专治痘后抽风及周身溃烂。若因伤寒、瘟疫、杂症,疾久气虚抽风,抽风门另有专方。

方歌　足卫和荣芪草术　参芍归枣桃红扶

　　　　抽风风字前人误　服此还阳命可苏

少腹逐瘀汤说

此方治少腹积块疼痛,或有积块不疼痛,或疼痛而无积块,或少腹胀满,或经血见时,先腰痠少腹胀,或经血一月见三、五次,接连不断,断而又来,其色或紫、或黑、或块,或崩漏兼少腹疼痛,或粉红兼白带,皆能治之,效不可尽述。

更出奇者,此方种子如神,每经初见之日吃起,一连吃五付,不过四月,必存胎。必须男女年岁与月合成阳数方生子。如男女两人,一单岁、一双岁,必择双月方生子;如两单岁或两双岁,必择单月方生子。择月不可以初一为定准;以交接为定准。要知偶有经过二十日结胎者,切记准日期。倘月份不对,生女,莫谓余方不验。余用此方,效不可以指屈。

道光癸未年,直隶布政司素纳公,年六十,因无子甚忧,商之于余。余曰:此事易耳。至六月,令其如君服此方,每月五付,至九月怀孕,至次年甲申六月二十二日生少君,今七岁矣。

此方更有险而不险之妙。孕妇体壮气足,饮食不减,并无损伤,三个月前后,无故小产,常有连伤数胎者。医书颇多,仍然议论滋阴养血、健脾养胃、安胎保胎,效方甚少。不知子宫内先有瘀血占其地,胎至三月,再长,其内无容身之地,胎病靠挤,血不能入胞胎,从傍流而下,故先见血。血既不入胞胎,胎无血养,故小产。如曾经三月前后小产,或连伤三、五胎,今又怀胎,至两个月前后,将此方服三、五付或七、八付,将子宫内瘀血化净,小儿身长有容身之地,断不致再小产;若已经小产,将此方服三、五付,以后存胎,可保无事。

此方去疾、种子、安胎,尽善其美,真良善方也。

少腹逐瘀汤

小茴香七粒,炒　干姜二粉,炒　元胡一钱　没药二钱,研　当归三钱　川芎二钱　官桂一钱　赤芍二钱　蒲黄三钱,生　五灵脂二钱,炒

水煎服。

方歌　少腹茴香与炒姜　元胡灵脂没芎当
　　　　蒲黄官桂赤芍药　种子安胎第一方

怀胎说

兼记难产胎衣不下方

古人论胎在子宫分经轮养：一月肝经养,二月胆经养,三月心经养,四月三焦养,五月脾经养,六月胃经养,七月肺经养,八月大肠养,九月肾经养。若依其论,胎至两月,自当肝经交代,胆经接班,此论实在无情无理。儿在母腹,全赖母血而成,一言可了,何必图取虚名,故作欺人之论。又如子啼门云:儿在母腹,口含脐带疙瘩,吮血养生。请问:初结胎无口时,又以何物吮血养生? 既不明白,何不归而谋诸妇,访问收生婆,访问的确再下笔,断不致遗笑后人。岂知结胎一月之内,并无胎衣,一月后,两月内,始生胎衣。胎衣既成,儿体已定。胎衣分两段,一段厚,是双层,其内盛血;一段薄是单层,其内存胎。厚薄之间,夹缝中长一管,名曰脐带,下连儿脐。母血入胎衣内盛血处,转入脐带,长脏腑肢体,周身齐长,并非先长某脏,后长某腑。一月小产者并无胎衣;两月小产者有胎衣,形如秤锤,上小下大,不过三指长短;三月小产者,耳目口鼻俱备,惟手足有拳不分指;至月足临生时,蹬破胎衣,头转向下而生。胎衣随胎而下,胎衣上之血,随胎衣而下,此其长也。最关紧要是难产,古人原有开骨散,服之有效者,有不效者,其方总论活血开骨,不重用力劳乏。余每用开骨散,重加黄芪,不过一时胎即下。至胎衣不下,古人原有没竭散,始而用之,有效有不效,继而加倍用之,胎衣立下。药味要紧,分两更要紧。

古开骨散

治难产。

当归一两　川芎五钱　龟板八钱　血余一团,烧灰

加黄芪四两,生

水煎服。

古没竭散

治胎衣不下。

没药三钱　血竭三钱

为末,滚水调服。

黄芪桃红汤

治产后抽风,两目天吊,口角流涎,项背反张,昏沉不省人事。

黄芪八钱,生　桃仁三钱,研　红花二钱

水煎服

妇科以《济阴纲目》为最,《医宗金鉴》择其方论,纂为歌诀,令人易读易记。惟抽风一症,方不效,余已补之。

古下瘀血汤

治血鼓。何以知是血鼓? 腹皮上有青筋,是血鼓

腹大。

桃仁八钱　大黄五分　䗪虫三个　甘遂五分，为末
冲服，或八分

水煎服，与前膈下逐瘀汤轮流服之，方妥。

抽胡芦酒

治腹大，周身肿。

自抽干胡芦，焙为末，黄酒调服三钱。若胡芦大，
以黄酒入内，煮一时，服酒颇效，取其自抽之义。

蜜葱猪胆汤

治通身肿，肚腹不大。

猪胆一个，取汁　白蜜四两，两味调和一处　葱头四
个，带白一寸　黄酒半斤

用酒煎葱两三沸，将酒冲入蜜胆内，服之，立效。

刺猬皮散

治遗精，梦而后遗，不梦而遗，虚实皆效。

刺猬皮一个，瓦上焙干为末，黄酒调，早服。实在
效，真难吃。

小茴香酒

治白浊，俗名骗白，又名下淋，精道受风，汤药全
不效。

小茴香一两，炒黄

为粗末　黄酒半斤烧滚，冲，停一刻，去渣，服酒。

痹症有瘀血说

凡肩痛、臂痛、腰痛、腿痛、或周身疼痛,总名曰痹症。明知受风寒,用温热发散药不愈;明知有湿热,用利湿降火药无功;久而肌肉消瘦,议论阴亏,随用滋阴药又不效。至此便云:病在皮脉,易于为功,病在筋骨,实难见效。因不思风寒湿热入皮肤何处作痛,入于气管,痛必流走;入于血管,痛不移处。如论虚弱是因病致虚,非因虚而致病。总滋阴,外受之邪归于何处?总逐风寒,去湿热,已凝之血,更不能活。如水遇风寒,凝结成冰,冰成风寒已散。明此义,治痹症何难。古方颇多,如古方治之不效,用:

身痛逐瘀汤

秦艽一钱　川芎二钱　桃仁三钱　红花三钱　甘草二钱　羌活一钱　没药二钱　当归三钱　灵脂二钱,炒　香附一钱　牛膝三钱　地龙二钱,去土

若微热,加苍术、黄柏;若虚弱,量加黄芪一、二两。

方歌　身痛逐瘀膝地龙　羌秦香附草归芎

　　　黄芪苍柏量加减　要紧五灵桃没红

硇砂丸

治瘰疬鼠疮,满项满胸破烂流脓,无不应手取效。

硇砂二钱,研细　皂角子一百个　干醋一斤

前二味入醋内，浸三日，入砂锅内熬之，将干，将锅底硇砂拌于皂子上，候干 以微火焙干，或以炉台上炕之。每晚嚼五粒或八粒，一日早晚或吃两次，以滚白水送。然干则皂子过硬，为末服亦可。方内硇砂有红、白二种，余所用是红色者。未知白色硇砂功效若何。硇砂红色者，出库车北山洞中，夏令从洞中出火，人不能近前；冬令回民赤身近洞取之。本草言西域盐卤熬成者，误也。

癫狂梦醒汤

癫狂一症，哭笑不休，詈骂歌唱，不避亲疏，许多恶态，乃气血凝滞，脑气与脏腑气不接，如同作梦一样。

桃仁八钱　柴胡三钱　香附二钱　木通三钱　赤芍三钱　半夏二钱　腹皮三钱　青皮二钱　陈皮三钱　桑皮三钱　苏子四钱，研　甘草五钱

水煎服

方歌　癫狂梦醒桃仁功　香附青柴半木通

　　　　陈腹赤桑苏子炒　倍加甘草缓其中

龙马自来丹

马前子八两　地龙八条，去土，焙干，为末　香油一斤

将香油入锅内熬滚，入马前子炸之，待马前子微有响爆之声，拿一个用刀切两半，看其内以紫红色为度，研为细末，再入前地龙末，和均，面糊为丸，绿豆大。每付吃三、四分，临卧服，盐水送。若五、六岁小

儿,服二分,红糖水送。如不为丸,面子亦可服。如吃斋人,去地龙亦可。

治痫症,俗名羊羔风,每晚先服黄芪赤风汤一付,临卧服丸药一付,吃一月后,不必服汤药,净吃丸药,久而自愈。愈后将丸药再吃一、二年,可保除根。病源记前"脑髓说"中。

黄芪赤风汤

黄芪二两,生　赤芍一钱　防风一钱

水煎服,小儿减半。

治瘫腿,多用一分,服后以腿自动为准,不可再多。如治诸疮、诸病,或因病虚弱,服之皆效。无病服之,不生疾病。总书数篇,不能言尽其妙。此方治诸病皆效者,能使周身之气通而不滞,血活而不瘀,气通血活,何患疾病不除。

黄芪防风汤

治脱肛不论十年、八年,皆有奇效。

黄芪四两,生　防风一钱

水煎服,小儿减半

黄芪甘草汤

治老年人溺尿玉茎痛如刀割,不论年月深久,立效。

黄芪四两,生　甘草八钱

水煎服。病重一日两付。

木耳散

治溃烂诸疮,效不可言。不可轻视此方。

木耳一两,焙干,研末　白沙糖一两,和均

以温水浸如糊,敷之,缚之。

此方与刺猥皮治遗精,抽葫芦治鼓症,义同。明此义,方可以学医。

玉龙膏 即胜玉膏

治跌打损伤,贴之颇效。

香油一觔　白蔹　升麻　当归　川芎　连翘　银花　甲片　川乌　象皮各四钱　乳香一钱半,末　没药一钱半,末　轻粉三钱,末　冰片三分,末　麝香三分,末　白占[1]二两

将前九味药入油内炸枯色,去渣,入官粉三盒,离火,再入乳、没、粉、片、麝搅均,再将白占投入于内,摊贴之。此膏去官粉,即糕子药,贴破烂诸疮,其效如神。

木耳散、玉龙膏,溃烂诸疮可靠之良方也,不可轻视。

辨方效经错之源, 论血化为汗之误

胞侄作砺来京,见脏腑图记,问曰:伯父所绘之图,

---

[1] 白占　即白蜡。

经络是气管，皆本于卫总管，由卫总管散布周身，是周身经络通连，并非各脏腑长两经。侄思古人若不明经络，何以张仲景著伤寒，按足六经之现症，立一百一十三方，分三百九十七法，其方效者颇多，侄不解其理。余曰：尔看其首篇，细心研究，便知其方效论错之理。如首篇论足太阳膀胱经为寒邪所伤，则令人头痛、身痛、项强、发热、恶寒、干呕、无汗，用麻黄汤治之。若诸症如前而有汗，是伤风，用桂枝汤治之。所论是足太阳经，足太阳专通两足，而不通两手。其论传经，传足六经，不传手六经。尔看初得伤寒，头痛、身痛、项强、发热、恶寒，未有两胳膊、两手不疼痛发热恶寒者，用麻黄汤，亦未有周身皆愈而独不愈两胳膊两手者，岂不是方虽效而论经络实错之明证？若仲景以前，有人亲见脏腑，著明经络贯通，仲景著伤寒必言外感寒邪入周身之经络，用麻黄汤发散周身之寒邪，一言可了。论有汗是伤风，以桂枝汤治之，以桂枝、白芍、甘草三味，然从未见治愈一人。桂枝汤所以不见效者，因头疼、身痛、发热、有汗，非伤风症也，乃吴又可所论之瘟疫也。

又问：寒邪在表，自当见头疼、身痛、发热、恶寒、无汗之表症。初得伤寒，尚未传里，如何即有作呕之里症？仲景著论，王叔和等数十人注释，并未说明表症作呕之所以然，侄实不能明白，求伯父明白指示。

余始看尔不过有读书之志。而无业医之才，今据尔此问，尚有思路，将来不致粗心，轻忽人命。尔问寒邪在表，如何有作呕之里症，余详细告汝。寒邪始入毛也，由毛孔入皮肤，由皮肤入孙络，由孙络入阳络，由阳络入经，由经入卫总管，由卫总管横行入心，由心上行入左右气管，由左右气管上攻左右气门，故作呕，此表症所以作呕之本源也。用麻黄汤服之入胃，其药汁由津门流出，入津管，过肝，入脾中之珑管，从出水道渗出，沁入膀胱为尿；其药之气，即药之性，由津管达卫总管，由卫总管达经，由经达络，由络达孙络，由孙络达皮肤，由皮肤达毛孔，将寒邪逐之自毛孔而出，故发汗，邪随汗出。汗出邪散，故呕即止。此周身经络，内外贯通，用麻黄汤发散表邪，随汗而出之次第也。

又问：仲景论目痛、鼻干、不得眠，是足阳明胃经之表症，以葛根汤治之，其方内有葛根，仍有麻黄，此理不甚明白。余曰：寒邪由表入经络，正气将寒邪化而为热，故名曰邪热。邪热上攻头顶，脑为邪热所扰，故不得眠。目系通于脑，邪热由脑入目，故目痛。鼻通于脑，邪热由脑入鼻，故鼻干。明是邪热上攻之火症，并非足阳明胃经之表寒，用葛根而愈者，莫谓葛根是温散之品，葛根乃清散之药也；其方内用麻黄者，发散在表未化之寒邪也。此又是方效，经络错之明证。

又问：仲景论胸胁痛、耳聋、口苦、寒热往来而呕，其症在半表半里，是足少阳胆经之症，用小柴胡汤治之。其方神效。倬思此症，若不在胆经，其方又神效，若在胆经，胆又居膈膜之下，其痛又在胸胁，此一段，倬又不明白。余曰：尔看脏腑图，膈膜以上之血府便明白。邪热入于血府，攻击其血，故胸胁作痛；邪向血内攻，血向外抗拒，一攻一拒，故寒热往来；热灼左右气门，气上下不通，故呕而口苦；邪热上攻，故耳聋目眩。柴胡能解血府之热，热解汗自出，邪随汗解，故效甚速。此亦是方效论经错之明证。至传变多端，总不外表里虚实。

尔若明伤寒，须看吴又可之瘟疫。若见书少，必有偏寒偏热之弊。昨晚尔当客问：古人言汗在皮肤是血，发于皮肤外是汗，言汗即血化，此理尔不解。彼时不告汝者，非谓尔当客多言，因客粗知医，并非名手，故不当客告汝。汗即血化，此丹溪朱震亨之论，张景岳虽议驳其非，究竟不能指实出汗之本源。古人立论之错，错在不知人气血是两管，气管通皮肤，有孔窍，故发汗；血管通皮肤，无孔窍，故不发汗。何以知血管通皮肤无孔窍？尔看生疮破流黄水者，其毒由气管而来，每日常流黄水，其皮肤不红；疮毒若在血管，初起皮肤必红，必待皮肤溃烂，所流必是脓血。尔再看瘟毒发癍、出疹、小儿出痘,色虽红而不流血,岂不是血管通皮肤无孔窍之明证乎?

　　侄作砺来京,因闲谈问余;彼时是书业已刻成,故书于卷末,以记之。

附　录

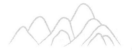

蟱气论并治法

小儿腹痛、吐虫，饮食伤脾之症，因而吐虫，非因虫而吐也。今人见此证，无不曰蟱气，而治以杀虫之药。盖以有效者，然不久复发也，余甚惑焉。因遍考方书，并无蟱气之说，唯仲景《伤寒论》太阴有吐蛔证，为脏寒也，为胃冷也。后贤儿科有寸白虫，有虫痛二症，然二症无非饮食伤脾，脾湿则生虫故也。其症必面白唇红，颊有蟹爪纹，脉见沉迟，此其候也，非有所谓蟱气也。或者曰：蟱气之蟱，乃馌器之馌，然古人亦只有嘈杂之症，并未有以为虫者，且曰：有上嘈，有中嘈，有下嘈，是何所见而云然也。夫脾胃土也，喜燥恶湿。燥则温，温则饮食皆化而无疾；湿则冷，冷则运动不灵而生虫。不知温补，肆行消伐，则脾胃益以虚寒，虫更不安其所，非下行即上吐矣。斯时也，温补不遑，而顾以苦寒杀虫之剂，以重伤其气哉，无怪乎小儿之黄瘦不思饮食也，藉能获一时之效，竟为缠绵之忧，童子何知，乃不困于病而困于医也。

余于此症不敢附和杜撰不通之说。惟大行温补，果使有虫亦寓攻于补，如景岳扫虫煎、温脏丸之类，愈后永不再发。

吾愿医者,恢宏保赤之心,思勿循凿空之妄言,则庶几可称为医云尔。

惊风论并治法

古无惊风之说,自宋人钱仲阳始有其名,而后世遂家传户诵,莫有违者。张景岳曰:此证一以风热,一以脾胃之虚,皆不必由惊而得也。至喻嘉言始阐发其旨,而辟之其论,精其治;审陈复正分门别类,去惊风之名,以乎尽矣。然景岳曰:惊风肝病也,非外感之证;喻嘉言曰:痰热风惊,自当从表;陈复正遵嘉言之旨,而立类搐、非搐之条,皆有一偏在也。何也?小儿不耐风寒,才入太阳一经,便作角弓反张之势,所谓刚、柔痉也,何非外感!小儿纯阳之体,最忌刚燥,倘血有不足,则内热生风,便成抽搐之象,何尽皆痰,又何必外感!陈复正虽义论清晰,有功小儿,然晋时医用追风重坠之药,肆行克伐,而其所制沆瀣、三仙、金粟三丹乃白牵牛、巴豆、全蝎、赭石、金泊、麝香、冰片之类,抑又何也?以余论之,小儿惊风,有由外感者,用桂枝汤发散,但分有汗、无汗;内热者则宜清凉,若大便燥□,唇干面赤饮冷,则用大承气汤和调胃承气汤，以□救其阴；若痰因火动者，则生地、麦冬、南星、□□□□之属所必用也；有阳旺而阴弱者，则大剂壮水；□□□奇异怪象而因之以惊者，景岳所谓卒受大惊，□□失散，溃乱不堪，尚何实邪之有？当以收复元气为□，而少加安神之品则愈矣；至若慢惊、慢脾是诚脾肾之虚，庄在田之《福幼篇》可从也。

总之，证若相同，治各有异；便执惊风名重，而概用惊风定惊之药，赤子何幸，而乃遭此杀人毒手耶！奈何今之医者，见小儿发热，便曰惊风，病家亦曰诚然；倘有非惊风之说进者，且相与骇怪，唾为盲医矣。夫宋至于今，八百余年矣，惟张景岳、喻嘉言、夏禹铸、陈复正辈知其非，而反复辨论，唯恐人之不知也，然亦竟谁知矣！今余复宗其说，而更辨论之，见之者，其有知我者乎，其亦罪我已耳。此风此俗牢不可破，我安得揭诸公之说，家谕户晓，庶几赤子医人其将同登寿域也乎。

再按：宋史宏《简录》称，钱仲阳为孝子，精于医，后患风痹，自以意治药，使归一处。本传中，并未有创立小儿惊风之说，则所谓始自钱仲阳者，亦是厚诬古人。

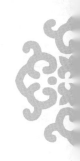

方剂索引